A LINGUAGEM COMO PROCESSO TERAPÊUTICO

Dados Internacionais de Catalogação na Publicação (CIP)
(Câmara Brasileira do Livro, SP, Brasil)

Freire, Regina Maria
    A linguagem como processo terapêutico : socioconstrutivismo :
interações eficazes / Regina Maria Freire – São Paulo : Plexus, 2002.

    Bibliografia
    ISBN 978-85-85689-04-9

    1. Construtivismo (Psicologia) 2. Crianças – Distúrbios da linguagem 3.
Fonoaudiologia 4. Linguagem – Aquisição I. Títulos.

02-3018   CDD-616-855

Índice para catálogo sistemático:
1. Linguagem Aquisição : Abordagem socioconstrutivista :
    Fonoaudiologia   616.855

Compre em lugar de fotocopiar.
Cada real que você dá por um livro recompensa seus autores
e os convida a produzir mais sobre o tema;
incentiva seus editores a encomendar, traduzir e publicar
outras obras sobre o assunto;
e paga aos livreiros por estocar e levar até você livros
para a sua informação e o se entretenimento.
Cada real que você dá pela fotocópia não autorizada de um livro
financia um crime
e ajuda a matar a produção intelectual de seu país.

A LINGUAGEM COMO PROCESSO TERAPÊUTICO

- Socioconstrutivismo
- Interações eficazes

Regina Maria Freire

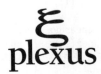

A LINGUAGEM COMO PROCESSO TERAPÊUTICO
Socioconstrutivismo • Interações eficazes
Copyright © 1994, 2002 by Regina Maria Freire
Direitos desta edição reservados por Summus Editorial

Capa: **Z & D**

Plexus Editora
Departamento editorial
Rua Itapirucu, 613 – 7º andar
05006-000 – São Paulo – SP
Fone: (11) 3872-3322
Fax: (11) 3872-7476
http://www.plexus.com.br
e-mail: plexus@plexus.com.br

Atendimento ao consumidor
Summus Editorial
Fone: (11) 3865-9890

Vendas por atacado
Fone: (11) 3873-8638
Fax: (11) 3873-7085
email: vendas@summus.com.br

Impresso no Brasil

SUMÁRIO

Prefácio 7

Apresentação 11

Capítulo I
    Introdução — O Problema 13

Capítulo II
    A Literatura 21

Capítulo III
    As Interações Ineficazes 47

Capítulo IV
    Uma Proposta Alternativa em
    Fonoaudiologia 89

Capítulo V
    Conclusões 151

Notas 161

Bibliografia 163

PREFÁCIO

— É possível "ensinar" a linguagem para pessoas que não a "aprenderam" ou que a "desaprenderam"?

— A concepção que se tem sobre a linguagem é indiferente para a fundamentação de uma prática clínica que tenha a própria linguagem como o objeto do trabalho?

Em forma de perguntas, estão acima colocadas as direções básicas da reflexão que a leitura deste livro de Regina Freire suscita. E ambas têm a ver com a questão central da relação entre o ser humano e a linguagem.

De dentro da visão teórica adotada pela autora, o homem só é *na* linguagem, ele é *atravessado* pela linguagem. O mundo, o outro e ele próprio só fazem sentido *na* e *pela* linguagem.

Esta concepção radical da autora leva-a a adotar uma posição com relação à prática clínica e ao papel do terapeuta da linguagem que é tão corajosa quanto inovadora e desafiante.

Assim, a metáfora terapêutica da escola, da sala de aula e do professor é totalmente rejeitada por Regina Freire. O terapeuta da linguagem não é para ela alguém que "ensina" a língua. Do mesmo modo, seu paciente não é alguém que a "aprende". Este binômio ensinar-aprender não se aplica à visão construtivista que é adotada neste livro. Não se trata de mostrar, apontar, evidenciar a língua para o paciente, pois é impossível vê-la "de fora" quando estamos sempre "dentro" dela.

A linguagem não é um objeto que pode ser contemplado nem compartilhado, a não ser através dela mesma, pelo seu próprio funcionamento. Assim, é por meio de práticas discursivas que a prática terapêutica deve instalar-se. A adoção de um modelo teórico socioconstrutivista é que permite à autora sair das concepções tradicionalmente vigentes. Cabe ao terapeuta da linguagem propor usos clínicos dessa teoria.

O terapeuta de linguagem emerge, neste trabalho, não como o "professor particular" (que ele acaba sendo nas terapias tradicionais), mas como um interlocutor privilegiado (porque especializado e fundamentado teoricamente), que vai propiciar o acesso ao simbólico para um parceiro diádico que, por razões patológicas, acabou sendo excluído deste simbólico. E esse caminho só se faz *dentro* da linguagem, não mostrando-a, apontando-a, treinando-a, definindo-lhe as regras gramaticais, mas nos seus usos, que são sociais (e interacionais) por natureza.

O uso de técnicas, baseadas no conceito de especularidade, complementaridade e reciprocidade dialógica pelo terapeuta, permite que ele construa, junto com seu parceiro de atendimento, matrizes de significação que vão funcionar em termos comunicativos e cognitivos. A técnica "como se" permite que, na sessão clínica, o parceiro que está sendo atendido ocupe as posições discursivas possíveis a qualquer interlocutor autônomo. O respeito às suas dificuldades lingüísticas e discursivas (traduzido principalmente pelo fato de que o terapeuta não "corrige" formas "erradas" nem "treina" formas "corretas" da língua) dá-lhe a autoconfiança necessária (que muitas vezes falta-lhe no mundo "lá fora", em virtude da visão de que a dificuldade de linguagem está relacionada com "defeitos" de algum tipo) para inserir-se como sujeito discursivo. Este é o processo que gradualmente Regina Freire desenvolveu junto com M.S. e que a autora descreve neste livro em forma de proposta terapêutica.

Proposta corajosa, como eu disse acima. Coragem para tentar o novo, saindo das práticas ultrapassadas que ainda adotam um modelo lingüístico que se baseia ou no conceito de língua como instituição (de acordo com uma leitura apressada da teoria de Saussure) ou como competência inata (conforme as idéias iniciais de Chomsky). Coragem para sair fora das explicações médicas, que não são suficientes, como a autora bem mostra em seu livro. Coragem, finalmente, para excluir as incursões psicologizantes ou sociologizantes que alguns terapeutas da linguagem fazem para explicar e lidar com os distúrbios: localizando estes últimos ou nos "problemas emocionais/afetivos", ou no "processo de marginalização/exclusão" da vida social.

Esses são alguns dos motivos pelos quais considero a leitura deste livro obrigatória para todos aqueles que têm algum interesse, direto ou indireto, pelo estudo da linguagem.

Esta apresentação não tira, certamente, a riqueza das

reflexões que ocorrerão a seus leitores, nem substitui o agradável espanto que o conhecimento de sua proposta proporcionará.

LEDA VERDIANI TFOUNI

APRESENTAÇÃO

Quanta alegria poder apresentar este trabalho de Regina Freire! Mestra, colega de trabalho e, mais do que tudo, amiga. Pude, nesses nossos vinte e cinco anos de convivência, conhecê-la cada vez melhor. Seu jeito crítico ao falar o que pensa traz sempre nas entrelinhas a presença constante de levar a sério aquilo que se propõe a fazer. Por intermédio da atividade clínica ou de pesquisa, da docência, qualidade nata, marca sua presença até mesmo nos momentos em que não tenha tal intenção.

É dessa forma que vejo este livro: se a proposta inicial era a divulgação de sua tese de doutorado, com o objetivo de apresentar o que tem sido produzido entre nós fonoaudiólogos, aos poucos, pela própria necessidade de ensinar, Regina acabou transformando o mesmo em material essencial para entender quer as questões relacionadas ao desenvolvimento da linguagem, quer aquelas que enveredam pelo complexo mundo dos distúrbios dessa mesma linguagem.

Importante lembrar que, dessa forma, a autora, que há muito tem contribuído com seus trabalhos para o reconhecimento da fonoaudiologia, está presente mais uma vez nesse momento em que os profissionais de nossa área se mostram empenhados em propor mudanças a partir de uma reflexão sobre seu próprio fazer.

Parabéns fonoaudiólogos.

Obrigada Regina.

Leslie Piccolotto Ferreira

Capítulo I

INTRODUÇÃO

O Problema

O atraso no desenvolvimento da linguagem em crianças pequenas, caracterizado pela (1) emergência tardia das chamadas primeiras palavras ou pelo (2) desenvolvimento também tardio, lento ou peculiar das primeiras combinações de palavras ou da (3) organização da chamada estrutura frasal, será designado aqui como "retardo de linguagem", em uma alusão metafórica à época de sua manifestação.

O objetivo deste trabalho é propor um modo diferente para abordar a relação terapêutica do retardo de linguagem. Frente ao fracasso da literatura tradicional em fornecer uma explicação plausível para o elevado índice de ocorrência desse quadro em crianças institucionalizadas, acoplado à incoerência dos procedimentos terapêuticos, comumente denominados "visões facilitativas do aprendizado da linguagem", pretende-se, além de criticar essas abordagens tradicionais, delinear um percurso (percalços?) para a construção de uma nova dimensão do fonoaudiólogo, do paciente e da terapia.

Os dados interacionais que aqui serão apresentados e discutidos referem-se às díades[1] em que a criança apresenta retardo de linguagem. A escolha dessas díades como parte do escopo deste trabalho não foi ocasional. O interesse em acompanhar algumas delas teve início quando algumas de minhas alunas do curso de Fonoaudiologia da PUC-SP, com o objetivo de conhecer a linguagem de crianças institucionalizadas, foram à Febem para coletar dados. Isto permitiu constatar que grande parte dessas crianças, em geral as mais jovens, apresentava retardo de linguagem. As características da instituição e das crianças ali abrigadas levaram-me a (re)pensar a respeito do papel do fonoaudiólogo e a tentar construir uma prática alternativa ao atendimento clínico tradicional, que se tem mostrado obsoleto frente a esta realidade.

A instituição, por ser uma casa de triagem, tinha entre seus objetivos a curta permanência das crianças, em torno de três a quatro meses. Não havia também espaço físico designado para o trabalho fonoaudiológico. Esses dois fatores foram decisivos na determinação de onde e como seria feito o atendimento fonoaudiológico: a sala foi substituída pelos jardins e o material de terapia — que no consultório é, na maioria das vezes, composto por miniaturas —, pelo "mundo real".

Como a demanda era superior à capacidade de atendimento do grupo de estagiárias envolvido no trabalho, optamos por estabelecer critérios para a escolha das crianças que seriam beneficiadas pelo atendimento fonoaudiológico. Assim, crianças diagnosticadas como deficientes mentais, deficientes auditivas ou ainda como portadoras de problemas neurológicos graves foram eliminadas do atendimento e encaminhadas para o setor de fonoaudiologia de hospitais públicos, tendo em vista a duração da terapia, que se supunha muito superior ao tempo de permanência da criança, assim como da estagiária, na instituição. Como entre as crianças com retardo de linguagem havia aquelas com pouca linguagem, as sem linguagem e as que não mantinham contato com o interlocutor, optou-se por privilegiar estas últimas como as que teriam preferência no atendimento pelas estagiárias de fonoaudiologia.

Composto o grupo de atendimento, a forma de trabalho inspirou-se nas abordagens interacionistas de aquisição da linguagem (Snow e Ferguson, 1977; Gleitman e col., 1984; Cross, 1975; Howie, 1981), que vêem a interação dialógica como "facilitadora" desse processo. As alunas foram então orientadas no sentido de sair com as crianças para a área externa da instituição e de tentar estabelecer contato com seu parceiro infantil através da linguagem.

As díades, assim constituídas, passaram a se encontrar duas vezes por semana, em dias alternados, durando cerca de duas horas cada encontro. Esse tempo compreendia o dispendido entre a chegada da estagiária à instituição, sua ida até o berçário para pegar a criança, o passeio pelos jardins e *playgrounds* e a devolução da criança ao berçário.

Os primeiros contatos com as crianças da Febem indicaram a presença de um parceiro infantil bastante diferente daquele encontrado em clínica particular: algumas negavam-se a caminhar, atirando-se repentinamente ao chão ou amolecendo as pernas, embora sem chorar ou emitir qualquer tipo de som. Outras simplesmente ignoravam a estagiária, não respondendo a nenhuma de suas solicitações ou sequer estabelecendo contato ocular. Outras, ainda, insistiam em "explorar" a estagiária como se fosse um objeto, isto é, o Outro não se constituía para elas em interlocutor: vasculhavam bolsos, mexiam nos cabelos, puxavam roupas e tentavam obter objetos tais como canetas, óculos, lenços, brincos ou fivelas. Havia também aquelas que choravam o tempo todo, sem que nada as distraísse. A essas dificuldades somava-se o fato de que a grande maioria apresentava também um retardo no desenvolvimento motor, necessitando ser carregada ou levada pela mão.

O acompanhamento e a avaliação sistemática do trabalho pareciam indicar sua validade como forma alternativa de atuação junto a essas crianças com retardo de linguagem. Dado o meu interesse em entender como a interação estagiária-criança da Febem estaria contribuindo para o processo de desenvolvimento da linguagem dessas crianças, iniciamos o procedimento de coleta de dados das díades.

Passamos então a perseguir nosso objetivo: descrever uma forma alternativa de trabalho fonoaudiológico com crianças portadoras de retardo de linguagem por meio do acompanhamento do processo de desenvolvimento de linguagem, rastreando sua emergência dentro da díade. A consecução desse objetivo configurou-se apenas parcialmente: a *representação* que as alunas faziam de si e dessas crianças, gerada pela incapacidade de colocar em prática um referencial teórico, impediu a concretização da proposta inicial. A análise dos dados interacionais, que serão apresentados e discutidos no capítulo três, mostrará não só a ausência de uma prática como também de uma *interação eficaz* no que se refere ao desenvolvimento da linguagem dessas crianças com retardo. A partir da reflexão suscitada pela observação e análise dos dados, propusemo-nos a dar continuidade ao trabalho na clínica particular, lugar tradicional de atuação do fonoaudiólogo. Dessa forma, passei de observadora a observada ao aceitar que a construção de um trabalho fonoaudiológico inovador só poderia ser feita por um fonoaudiólogo em sua prática diária.

Em decorrência do retorno à prática clínica e das reflexões possíveis a partir da análise das chamadas *interações ineficazes*, foi possível elaborar uma nova proposta de atuação junto a indivíduos com desvios de linguagem, que difere daquelas defendidas pela fonoaudiologia tradicional nos seguintes pontos:

Em primeiro lugar, constitui o fonoaudiólogo como aquele cuja prática se apóia em uma visão de que sua própria linguagem vai ser estruturante da linguagem do Outro — o sujeito da terapia fonoaudiológica.

Em segundo lugar, posiciona o foco de sua investigação na interação diádica instaurada pela terapia e compreendida como o lugar privilegiado para a (re)construção da comunicação oral (e escrita).

Em terceiro lugar, busca entender os desvios da linguagem — a "patologia" — através da própria linguagem, sem recorrer a outros domínios que acabam tirando a especificidade do objeto fonoaudiológico.

O alcance desse novo enfoque é bem mais amplo do que pode parecer, uma vez que não se restringe ao trabalho com determinada(s) patologia(s), mas lança o desafio de que a terapia de qualquer patologia da linguagem[2], oral ou escrita, pode ser fundamentada por esta mesma perspectiva.

O objeto dessa pesquisa, ao contrário da maioria dos estudos sobre linguagem normal e "patológica", é a prática fonoaudiológica do ponto de vista do fonoaudiólogo (visto aqui como aquele cuja linguagem é estruturante da linguagem do paciente) em seu percurso na constituição de uma nova prática clínica.

Essa prática assenta-se sobre a concepção de linguagem enquanto atividade e objeto, sobre a interação enquanto matriz de significação e sobre os processos dialógicos — a especularidade, a complementaridade e a reciprocidade[3] — que regem a interação. A forma como esses processos participam da (re)constituição da linguagem do paciente, o jogo das representações e seu papel na terapia constituem-se no arcabouço teórico que irá mediar a construção dessa nova prática fonoaudiológica.

Nos próximos capítulos será enfocada como a posição sócio-construtivista em aquisição de linguagem permite dar conta dos efeitos diversos das relações estagiária-criança da Febem e mãe-criança com retardo em oposição a fonoaudióloga-criança com retardo. Ao mesmo tempo será mostrado como a nova proposta fonoaudiológica contribui para o desenvolvimento do sócio-construtivismo, por permitir distinguir interações eficazes de interações ineficazes, do ponto de vista da construção da linguagem pela criança.

Será mostrado ainda em que esta nova prática é inovadora ao propor uma forma alternativa de entender a avaliação e a terapia fonoaudiológicas. Paralelamente, o desenvolvimento dessa nova proposta contribuirá para a construção de um objeto fonoaudiológico próprio e para a ampliação da compreensão do papel da linguagem do adulto (fonoaudiólogo) na estruturação da linguagem do Outro (paciente) e na sua constituição enquanto sujeito da/na linguagem.

Capítulo II

A *Literatura*

Uma rápida revisão da literatura tradicional sobre retardo de linguagem indica pelo menos três vertentes sob as quais este quadro dito patológico é estudado: a médica, a lingüística e a psicológica.

Sob a óptica da medicina, Eisenson e Ingram conceituam o retardo de linguagem como "afasia infantil", e afirmam que a inabilidade da criança em processar e produzir linguagem tem sua etiologia numa disfunção perceptiva da audição.

Concordam com a colocação de Myklebust em dois pontos: de que (1) essas crianças apresentam uma discrepância entre o resultado produzido e o esperado, em uma ou mais das seguintes funções: percepção auditiva, memória auditiva, integração, compreensão e expressão, e que (2) esses déficits derivam de disfunções cerebrais. No entanto, ambos concluem que a evidência da origem de tais disfunções vem muito mais da observação comportamental do que como resultado do exame neurológico usual.

Para Spinelli (1983:49), que dá ao retardo de linguagem o nome de "Distúrbio Específico do Desenvolvimento da Linguagem", seus portadores apresentam, além de um "atraso no aparecimento da fala, no desenvolvimento fonológico, semântico e morfossintático (...), desvios, isto é, produção de sons e formas gramaticais não característicos de crianças menores". A inteligência, segundo ele, não é afetada, mas em geral essas crianças apresentam dificuldades motoras gerais e articulatórias. Este autor faz um levantamento da literatura médica específica e, ao citar autores renomados da área, como Luchsinger, Arnold, Quirós, Critchley e outros, concorda com os mesmos ao afirmar que as falhas na compreensão e expressão são atribuíveis a alguma perturbação do funcionamento neurológico, de origem lesional ou genética. Afirma também que nem sempre a etiologia é verificável por intermédio de exame neurológico específico, ou por eletroencefalograma. Sua origem é portanto presumível através de histórico de parto anormal (anoxia neonatal) e/ou da constatação de falhas na compreensão ou na fala.

Discutindo o ponto de vista da medicina, uma conclusão possível seria a de que, embora preocupada com a etiologia do retardo de linguagem, seu estágio atual de desenvolvimento não lhe permite uma definição clara sobre o agente causador desta entidade dita nosológica[4], remetendo tanto à psicologia quanto à lingüística a possibilidade de evidenciar características desviantes na linguagem ou nas capacidades perceptivas, que parecem indicar a presença de algum tipo não visualizável de comprometimento cerebral.

Ora, para aquele fonoaudiólogo que busca na medicina

a explicação das causas do retardo de linguagem, que sirva de subsídio ao trabalho terapêutico, a decepção é flagrante. Eu gostaria de substituir a contribuição que tradicionalmente a fonoaudiologia toma à medicina por uma outra contribuição, do meu ponto de vista, mais relevante. Ao tomar como objeto de estudo sinais e sintomas, a medicina tem por objetivo decifrar as pistas que lhe permitam chegar a um diagnóstico.

Um sinal ou um sintoma não é tomado como evidência da doença, ou seja, a dor de cabeça não é uma doença localizada na cabeça, mas apenas um indício, entre outros, de uma doença cuja causa tem de ser pesquisada. Partindo então do efeito para a causa, o médico refaz o percurso da doença, investigando as pistas que lhe são fornecidas pela queixa do doente, pelo exame físico e por outros exames que se fizerem necessários.

Ao término de sua pesquisa, o médico fecha o diagnóstico que lhe permite encaminhar a solução viável e encerrar seu trabalho. Se a fonoaudiologia puder entender que a linguagem enquanto o funcionamento harmônico de áreas cerebrais e órgãos fonoarticulatórios é objeto de diagnóstico da medicina, mas que a linguagem tem outras dimensões, cujo acesso só pode ser compreendido através de uma teoria voltada para a linguagem, compreenderá também que a contribuição relevante da medicina à fonoaudiologia está em como chegar a um diagnóstico.

A abordagem lingüística do retardo de linguagem não discute a etiologia, preocupando-se em descrever e classificar os desvios da linguagem infantil de acordo com sua divisão em subsistemas, a saber: o fonológico, o morfológico, o sintático e o semântico. Para Compton, a criança com um distúrbio fonológico parece operar com algum tipo de princípio de rigidez pelo qual ela retém e acumula padrões de omissões e substituições que na aquisição normal seriam superados na passagem de um estágio para outro do desenvolvimento. Dessa forma, a fala de uma criança de 5 ou 6 anos com um distúrbio articulatório não é simplesmente o caso de um desenvolvimento normal lentificado, mas sim o desenvolvimento de um sistema altamente integrado de padrões de substituição e omissão de sons tão complexo quanto o sistema fonológico de uma criança da mesma idade com fala normal. Resumindo: para esse autor, o que esta criança desenvolve é um sistema fonológico diferente.

Outros pesquisadores, como Johnston e Schery, tomando como base o levantamento da ordem normal de aquisição dos morfemas gramaticais feito por Brown, concluem que a ordem de aquisição dos mesmos por crianças com retardo é idêntica, variando apenas a velocidade com que as crianças passam do primeiro uso de uma regra morfológica a sua aplicação consistente e geral.

Morehead e Ingram, ao comparar o desenvolvimento da linguagem em crianças normais e com retardo, observam que ambos os grupos apresentam sistemas lingüísticos similares. No entanto, mencionam uma importante diferença — as crianças do grupo deficiente não têm o mesmo grau de eficiência ao se utilizarem de seus sistemas lingüísticos, falhando no desenvolvimento do potencial combinatorial que é inerente a suas gramáticas. Menyuk e Looney reconhecem a existência de crianças que desenvolvem linguagem de uma forma desviante, sem que exames neurológicos ou psicológicos detectem exatamente o motivo disso. Em um estudo comparativo realizado com crianças de 4 a 7 anos, pôde-se observar que as crianças com linguagem desviante têm muito mais dificuldade nas tarefas de repetição de sentenças do que as crianças normais. Concluiu-se que essas dificuldades variam de acordo com o tamanho das frases dadas e que, portanto, há limitações impostas pela memória imediata, mas que não há evidências de que haja razões anatômicas e fisiológicas para essa diferença.

Pode-se observar que a lingüística, não tendo como objeto a patognomonia[5] de quadros nosológicos, aceita sem discussão as colocações ambíguas da medicina com relação às causas do retardo de linguagem, preocupando-se apenas em descrevê-lo, e privilegiando, de acordo com seu centro de interesse, ora o sistema fonológico, ora o sintático ou o semântico.

É necessário dizer que, embora as descrições possam ser extremamente úteis a quem deseja identificar o quadro, não favorecem a reflexão sobre o processo subjacente, fechando as portas ao fonoaudiólogo. Além disso limitam-se a "certos" casos de retardo, já que as crianças que possuem pouca ou nenhuma linguagem oral não são mencionadas nos estudos. Por outro lado, o resultado dessas análises, baseado na maioria das vezes no desenvolvimento normal da linguagem, não leva em conta a especificidade das crianças com linguagem dita patológica. Seu objetivo parece ser simplesmente o de descrevê-la como semelhante à normal (embora com atraso) ou diferente dela, o que acaba por acentuar o normal como parâmetro para a identificação dos desvios de linguagem entendidos sempre como patológicos.

Do ponto de vista psicológico, os trabalhos encontrados foram divididos em dois grupos: o primeiro deles enfoca o retardo de linguagem sob a óptica da relação entre linguagem e cognição. Um dos mais representativos é o desenvolvido por uma das integrantes do grupo genebrino, Barbel Inhelder. Em um de seus artigos, esta autora descreve crianças que desenvolvem os aspectos básicos da inteligência em velocidade normal, apesar da ausência de um sistema lingüístico com o mesmo nível de desenvolvimento. Inhelder interpreta seus achados como uma forte evidência para a primazia do pensamento sobre a linguagem.

Ajuriaguerra e colaboradores acreditam que a falha em desenvolver um sistema lingüístico adequado parece ter suas repercussões mais sérias durante o período inicial da adolescência em áreas não lingüísticas do desenvolvimento, tais como a da inteligência e do comportamento social.

A grande contribuição que Ajuriaguerra (1976:366) e seus colaboradores trouxeram para a compreensão do quadro de retardo de linguagem está na visão particular da linguagem, que difere da de outros autores. Por meio de um estudo chamado por eles de "multidimensional", estes pesquisadores tentam caracterizar a linguagem do indivíduo considerando-a não como uma função em si mesma, mas sim em conexão com a dinâmica mental e afetiva. Citam que no desenvolvimento normal "as características da boa comunicação parecem refletir um equilíbrio entre o fundo e a figura, o essencial e o acessório sendo igualmente necessários. Se a linguagem da criança normal desenvolve-se dessa forma, a linguagem do disfásico é formada na organização de seu universo pessoal".

Se a origem do retardo permanece no domínio da medicina, pode-se concluir que os estudos lingüísticos também atribuem a origem da linguagem normal ao bom funcionamento das áreas cerebrais, principalmente as responsáveis pela percepção auditiva, geralmente as indicadas como deficientes nos casos dessa patologia.

Mas, se a percepção auditiva vem antes da linguagem e determina seu desenvolvimento, estariam certos Inhelder e outros piagetianos que propõem a anterioridade e superioridade da cognição sobre a linguagem. No entanto, para estes, a cognição não é inata, ou seja, não é fruto do amadurecimento de células cerebrais, e sim de um processo construído no decorrer do chamado período sensório-motor. O impasse criado por essas duas visões antagônicas — inatista e construtivista — sobre a origem da linguagem talvez possa ser melhor entendido mais à frente, quando serão discutidas as abordagens terapêuticas dos casos de retardo de linguagem.

No segundo grupo estão os trabalhos que abordam a relação entre retardo de linguagem e distúrbios comportamentais. Hirsch e Churchill abordam o diagnóstico diferencial entre crianças ditas "afásicas" — uma das formas pela qual se nomeia o retardo de linguagem — e esquizofrênicas. Fazem uma descrição detalhada do comportamento das crianças desses dois grupos, inclusive no que diz respeito à linguagem, visando o levantamento das diferenças e semelhanças que as caracterizam. Hirsch coloca que os dois grupos têm em comum falhas na discriminação auditiva, ecolalia, limitações de linguagem e déficits conceituais.

Mas, se a criança afásica tem dificuldades com a memória auditiva, o mesmo não ocorre com os autistas, conhecidos por sua memória surpreendente e pelo uso idiossincrático[6] das palavras. Já para Churchill, que identifica as crianças afásicas como portadoras de um distúrbio central de linguagem, ambos os grupos apresentam não só ecolalia como também dificuldade na reversibilidade pronominal, problemas de seqüenciação e com o significado das palavras. Para este autor, as crianças psicóticas partilham um distúrbio central de linguagem com as primeiras, estando a diferença entre os dois grupos na severidade do envolvimento, maior no caso das crianças psicóticas.

Será apresentado ainda, com destaque especial, o trabalho de Kanner, por suas contribuições à linha de pensamento que pretendo desenvolver aqui. Este autor discute as peculiaridades da linguagem como uma forma de investigação e diagnóstico do autismo infantil. Entre outras características da linguagem de crianças autistas, cita a literalidade[7], que não aceita sinônimos ou conotações diferentes da mesma proposição; a repetição ecolálica de frases inteiras e as inversões pronominais típicas, que consistem na referência da criança a si mesma como "você" e à pessoa com quem fala como "eu".

Segundo Kanner, essas crianças parecem dizer frases sem sentido e têm sua linguagem classificada pelos que as ouvem como "sem sentido", "tola", "incoerente" ou "irrelevante". No entanto, prossegue, quando se tem a oportunidade de retraçar o percurso dessas frases ou palavras até sua origem primeira, esses enunciados, embora ainda peculiares e fora do lugar no diálogo, assumem um significado claro e definido. Dessa análise, o autor extrai as seguintes conclusões com relação à linguagem dos autistas:

1. Os enunciados irrelevantes e sem significados das crianças autistas são expressões metafóricas, no sentido de que representam figuras da linguagem, por meio das quais uma coisa é usada por outra com a qual se assemelha.

2. A transferência de significado ocorre de várias maneiras:
    a. através de analogia substitutiva;
    b. através de generalização: o todo pela parte; e
    c. através de restrição: a parte pelo todo.

3. Os processos lingüísticos através dos quais as transferências de significado são constituídas, não diferem essencialmente das metáforas comuns e das poéticas. Etimologicamente, grande parte de nossa linguagem é feita de transferências similares de significado, através de substituições, generalizações e restrições.

4. A diferença básica consiste na privacidade e na originalidade única das transferências dos autistas, derivadas das experiências situacionais e emocionais dessas crianças. Uma vez que se estabelece a conexão entre a experiência e o enunciado metafórico, a linguagem da criança torna-se significativa. O objeto da

transferência é inteligível somente na sua relação com a fonte.
5. Contrastando com a poesia e a etimologia, a linguagem metafórica no autismo infantil precoce não é diretamente comunicável. Falta então à criança a intenção de que outros entendam e partilhem com ela os seus símbolos.

Concluindo, Kanner diz que essas evidências têm um valor adicional por darem consistência à hipótese de que mecanismos similares ocorrem na linguagem dos esquizofrênicos adultos, embora nesses casos as conexões precoces tenham sido irremediavelmente perdidas.

O destaque que pretendo dar a este trabalho vem justificado por três razões.

Em primeiro lugar, pela terminologia utilizada na denominação da linguagem dos autistas: "peculiar", em vez de patológica. Há uma coerência muito maior na utilização dessa terminologia, tendo em vista sua neutralidade quanto aos agentes causadores.

Em segundo lugar, porque o autor chama a atenção para as peculiaridades da linguagem dessas crianças, não as tomando como evidência de desvios da própria linguagem e sim como indícios de desvios comportamentais, explicando-as como originárias de situações vivenciais da criança localizadas portanto, em seu processo sócio-histórico de desenvolvimento.

Em terceiro lugar, porque a explicação da origem dessa linguagem desviante, particular a cada criança, permite ao fonoaudiólogo maior compreensão do autista e, por extensão, da criança com retardo de linguagem, e lhe oferece subsídios concretos para a terapia fonoaudiológica.

Essas contribuições servirão de fonte de inspiração para a constituição da nova proposta fonoaudiológica apresentada aqui.

Vejamos agora como a terapia fonoaudiológica se posiciona diante do quadro teórico delimitado pela medicina, pela psicologia e pela lingüística. A maioria dos trabalhos na área, elaborados no decorrer dos anos setenta, sofre a influência dos estudos sobre a aquisição da linguagem desencadeados pela teoria neo-racionalista de Chomsky, que vê a linguagem como inata — quer dizer, inerente à natureza humana — e seu desenvolvimento como conseqüência natural do crescimento. A linguagem é dividida em componentes — fonológico, sintático, semântico e pragmático —, cujo mais importante é o sintático.

Uma conseqüência direta dessa divisão é a crença de que a linguagem pode ser separada em compreensão e produção. Os exames de linguagem derivados dessa postura teórica empenham-se em elaborar formas de avaliar cada um desses componentes da linguagem, chegando a diagnósticos surpreendentes, tais como a existência de patologias em que o sujeito "compreende tudo" mas não fala, sem que essa "ausência" de expressão seja motivada por impossibilidade de movimentação dos órgãos fonoarticulatórios.

Em decorrência do acima exposto, grande parte dos trabalhos dessa época parte do princípio de que, nos casos de retardo de linguagem, seus portadores apresentam problemas na linguagem dita expressiva, ou seja, mais relacionada com o funcionamento dos órgãos fonoarticulatórios.

Outra influência dos estudos sobre aquisição é o falso pressuposto de que para se trabalhar com a patologia é preciso que se saiba primeiro como se dá o desenvolvimento normal, pois, conhecendo as seqüências desenvolvimentais em que ocorrem as formas gramaticais, o fonoaudiólogo pode "facilitar" o progresso da criança com distúrbio de linguagem, seguindo os padrões ditos normais em seu programa terapêutico. Para que isso ocorra, é necessário uma avaliação precisa do que a criança "compreende" e do que ela "emite", como forma de determinar o "ponto de partida" da terapia.

As reavaliações periódicas permitem um programa terapêutico mais dinâmico, que acomoda o crescimento da criança em certas áreas e suas dificuldades em outras. Trantham e Pedersen (1976:126) dizem que "dessa forma o programa terapêutico está sempre na fronteira das habilidades lingüísticas da criança, reforçando o que ela já dominou, ensinando-lhe o que está pronta para aprender e provendo *input* para o que ela está quase pronta para aprender".

Ora, é a visão chomskyana de linguagem que se encontra subjacente às afirmações das autoras; o que me pergunto é se estas pensaram que neste caso não há espaço para a atuação fonoaudiológica, tendo em vista que a criança, ao desenvolver-se, torna-se apta à aprendizagem lingüística, independentemente do Outro.

Nessa mesma década, vários autores dedicaram-se a elaborar formas de avaliação da linguagem dita patológica, o que desencadeou a idéia de que há dois momentos principais e separados no tratamento dos problemas de linguagem: a avaliação e a terapia propriamente dita. As reavaliações periódicas, como salientado acima, permitiriam as correções e readaptações da terapia ao seu desenvolvimento.

De acordo com esses autores, a conversa informal com a criança não permite uma avaliação acurada do uso que ela faz dos elementos que compõem sua linguagem, tanto em nível receptivo quanto emissivo, tornando-se imprescindível a elaboração dos testes ou exames específicos de linguagem, de escalas desenvolvimentistas e dados normativos.

Lee critica muitos dos testes clínicos de desenvolvimento sintático e morfológico por avaliarem vários aspectos das habilidades gramaticais, sem a comparação entre os usos receptivo e expressivo dessas formas. Propõe, como alternativa, o Northwestern Syntax Screening Test, como forma de comparar o uso expressivo e emissivo de preposições, pronomes pessoais, negativas, plurais, pronomes reflexivos, tempos verbais, identificação sujeito-objeto, possessivos, perguntas-qu[8], perguntas sim-não[9], passivas e objetos indiretos.

O procedimento consiste na seleção de figuras como resposta a sentenças e a repetição de sentenças em resposta a estímulos visuais, graduadas de acordo com sua complexidade.

A popularidade desse teste e de outros similares entre os fonoaudiólogos — que acabaram adotando-o como forma de avaliação sistemática, embora indicado, como seu próprio nome diz, para uma filtragem mais ampla de casos que deveriam ser submetidos a um teste mais específico — acentuou ainda mais a dicotomia entre recepção e emissão.

Ao lado das formas de avaliação que determinam se a linguagem é patológica ou não, temos na mesma década os procedimentos terapêuticos, denominados programas de treinamento de linguagem, que tem como base a teoria do condicionamento operante, quer a visão sobre a aquisição da linguagem dos que a utilizam seja empirista, racionalista ou construtivista. Alguns autores utilizam-se da técnica de modelagem de Bandura e Harris, que consiste em apresentar hierarquicamente à criança enunciados de um ou mais vocábulos, os quais ela deverá ouvir e indicar quando são diferentes, sendo então reforçada.

As emissões "especiais" aparecem normalmente em cerca de vinte por cento do total e são emitidas por um modelo. Após esse trabalho, a criança é incentivada a falar da mesma forma que o modelo, a fim de receber os reforçadores. Quando o sujeito atinge cem por cento de respostas corretas consecutivas, o treinamento passa para o estágio seguinte, por exemplo, o de enunciados de dois vocábulos. Lovaas e colaboradores propõem o mesmo tipo de abordagem no caso de crianças esquizofrênicas, variando apenas o tempo dedicado diariamente ao treinamento. Nesse caso, devido a sua severidade, o treinamento é conduzido durante sete horas diárias, com quinze minutos de descanso a cada hora. As recompensas são administradas a cada resposta correta, e as punições, a cada comportamento inadequado.

Pellicciotti e Windholz propõem, na mesma linha, o treino sistemático hierarquizado de emissão fonêmica que envolve os seguintes aspectos, considerados básicos para o êxito de um programa terapêutico: estabelecimento de comportamentos terminais, análise dos comportamentos de entrada, controle de qualidade das respostas, provimento de uma seqüenciação adequada e de pistas que levem dos comportamentos iniciais aos terminais, aumento gradual das dificuldades e redução gradual das pistas dadas, reforço sistemático e eficaz, quantificação e registro das respostas, critérios precisos, avaliação e revisão, programação para generalização.

Técnicas semelhantes têm sido aplicadas em crianças de baixo nível intelectual e há até propostas de, no caso de o treinamento da aprendizagem da linguagem oral falhar, substituí-la por uma espécie de linguagem de sinais, utilizando-se o mesmo procedimento.

De forma geral, essas abordagens têm como pressuposto que aprender linguagem é aprender a abstrair as regras gramaticais do meio lingüístico para expressar suas idéias, e que, no caso de crianças com retardo de linguagem, há as idéias mas faltam as formas gramaticais necessárias. Se a criança não adquiriu linguagem, a terapia fonoaudiológica deve ser mais uma estimulação adicional, incluindo prática massiva, estimulação multissensorial — visual, auditiva, tátil e cinestésica — e o uso de vários canais como compensação para o aprendizado das formas gramaticais específicas.

Há também os casos em que o retardo de linguagem é explicado por meio das relações entre linguagem e cognição, e a terapia proposta visa a "retomada de toda a atividade espontânea da criança, com o objetivo de propiciar a consolidação dos esquemas sensório-motores"

(Zorzi, 1987) tidos como pré-requisitos para o desenvolvimento da linguagem.

De acordo com o acima relatado, o que se percebe é que a fonoaudiologia tentou incorporar a sua prática os avanços conquistados por disciplinas afins, com o objetivo de atuar adequadamente junto a indivíduos portadores de distúrbios da linguagem. Assumindo uma postura ingênua, sem uma reflexão crítica sobre as várias concepções de linguagem que subjazem os trabalhos desenvolvidos principalmente pela psicolingüística, sem uma análise objetiva da relação existente entre a metodologia utilizada e a linha teórica adotada, a fonoaudiologia acabou se perdendo no ecletismo de suas propostas. Um dos exemplos mais significativos do que ocorreu no final da década de setenta é o trabalho de Carol Prutting. Ao discutir a literatura sobre a linguagem infantil, a autora propõe uma "base lógica" para a aplicação de um modelo processual de estágios à fonoaudiologia.

Baseando-se nas características do modelo cognitivo de Piaget, Prutting propõe que o comportamento comunicativo reportado pela literatura psicolingüística seja organizado seqüencialmente e dividido em estágios. Embora reconheça que esta divisão é arbitrária, encontra sustentação para a mesma na ontogênese do comportamento lingüístico e comunicativo e nos estudos que corroboram a existência de uma ordenação similar entre crianças de uma mesma cultura. Assim, os comportamentos precoces seriam os mais simples, enquanto os de maior complexidade seriam adquiridos mais tardiamente. Para a autora, "o comportamento comunicativo e lingüístico parece ser determinado simultaneamente por maturação, a reorganização contínua dos esquemas internos, bem como o comportamento da sociedade" (1979:3). Partindo então da premissa de que a divisão em estágios é um processo de abstração dos marcos do desenvolvimento, Prutting incorpora as principais contribuições psicolingüísticas agrupando-as por sistemas — pragmático, semântico e fonológico — e dividindo-as em cinco estágios. A saber:

- Pré-lingüístico: do nascimento aos 9 meses.
- Estágio I: de 9 a 18 meses.
- Estágio II: de 18 a 24 meses.
- Estágio III: de 2 a 3 anos.
- Estágio IV: mais de 3 anos.
- Estágio V: competência comunicativa do adulto.

Entre os trabalhos utilizados pela autora na caracterização de cada um dos estágios, há os de funcionalistas, os de piagetianos e os de inatistas, cujas propostas, embora incompatíveis entre si, são agrupadas como as que melhor descrevem e explicam os vários estágios do desenvolvimento da linguagem.

Prutting conclui seu trabalho com a sugestão de que os fonoaudiólogos utilizem o modelo processual de estágios para observar e descrever os comportamentos comunicativos de seus pacientes e também para programar a terapia, que poderá ser "vertical" ou "horizontal".

O programa vertical deve ser escolhido quando a criança possui alguns dos comportamentos que caracterizam um estágio, enquanto outros ainda faltam, sendo seu objetivo adicionar e expandir o comportamento dentro do estágio em que a criança se encontra.

O programa horizontal deve ser escolhido quando a criança possui o repertório completo de comportamentos de um estágio particular, e seu objetivo é mover a criança além do estágio atual para o estágio seguinte.

A incoerência da proposta de Prutting deve ser ressaltada com relação a dois aspectos: a enorme influência que a psicolingüística exerce sobre a fonoaudiologia e a posição de dependência da fonoaudiologia em relação às outras disciplinas.

Talvez isso possa ser explicado pela tradição de pesquisa da psicolingüística, preocupada basicamente com a ontogênese da linguagem, que acabou por constituí-la, aos olhos da fonoaudiologia, em sua fonte de conhecimento. Por outro lado, a fonoaudiologia, tendo de se dividir entre a atuação prática junto a indivíduos portadores de distúrbios de linguagem e a pesquisa, acabou por privilegiar a primeira e acomodou-se na posição de mero receptor e aplicador de técnicas emprestadas a teorias elaboradas por outras disciplinas.

As palavras de Rees, na introdução do livro de Trantham e Pedersen (1976), duas fonoaudiólogas que se propuseram a descrever o processo de aquisição de linguagem com o objetivo de "inspirar" abordagens diagnósticas e terapêuticas melhores e mais eficientes, sintetiza a "ingenuidade" que permeava os trabalhos dessa década.

Ela diz o seguinte: "Dependendo de qual teoria sobre como as crianças adquirem linguagem seja mais persuasiva ao clínico, ele pode adotar procedimentos que façam uso maciço de imitação, modelagem e reforço, ou de estimulação; ele pode utilizar uma abordagem "adicional", construindo as estruturas das sentenças pela adição de palavras, uma a uma, ou uma abordagem de "seqüência desenvolvimental", apresentando estruturas de sentenças nas formas e estágios em que aparecem no desenvolvimento normal da criança. Se o clínico é de opinião que a criança aprende construções sintáticas em seu esforço de codificar significados e intenções que ela desenvolveu independentemente de, e anterior ao domínio de habilidades lingüísticas relevantes, ele deve esperar que o comportamento não lingüístico da criança evidencie que ela atingiu um dado estágio de maturidade conceitual, antes de tentar ensinar-lhe uma dada estrutura sintática; se, por outro lado, o clínico acredita que o crescimento cognitivo da criança é afetado por suas habilidades lingüísticas, ele irá, em alguns momentos, tentar ensinar uma dada construção lingüística a fim de incrementar para a criança o desenvolvimento de significados e intenções."

Parece portanto que o fonoaudiólogo estava predestinado a caminhar ao sabor das teorias mais "persuasivas", a crer nesta ou naquela teoria, mas nunca a propor, partindo de sua experiência prática, caminhos alternativos nos casos da linguagem dita patológica.

No início da década de oitenta, começa a esboçar-se uma tímida reversão desse quadro. A psicolingüística continua a influenciar fortemente a fonoaudiologia, como veremos mais adiante, mas esta amplia o leque de seus empréstimos, indo buscar inspiração para seus trabalhos na filosofia, privilegiando a abordagem fenomenológica na descrição e explicação da própria fonoaudiologia (Capelletti, 1985) e de algumas patologias, particularmente a gagueira (Meira, 1983).

Aqui o pesquisador parte do fato para chegar à essência do fenômeno. No caso do fato — gagueira —, Meira coloca que a busca de sua essência pelo gago é inviabilizada pela existência de invólucros — tensões nas regiões oral, cervical e diafragmática — que ocultam o fenômeno. A dissolução desses invólucros seria a base da terapia fonoaudiológica, que permite chegar-se à gagueira pura como uma possibilidade do ser. Embora a proposta seja inovadora, não auxilia a constituição do objeto fonoaudiológico, pois a gagueira é tomada como uma das possibilidades do ser e não como indício ou marca de subjetividade na linguagem. A gagueira, vista sob essa óptica, não se constitui em objeto específico da fonoaudiologia.

Uma outra vertente busca a explicação dos distúrbios e a orientação terapêutica numa abordagem dita social, de nítida inspiração marxista, segundo a qual o modo de produção capitalista seria fortemente responsável pela alienação dos indivíduos portadores de distúrbios da comunicação e, conseqüentemente, pela existência da profissão de fonoaudiólogo. As patologias seriam, então, produzidas pela ideologia da classe hegemônica que determinaria um padrão de "bem falar". Se essas propostas inovam ao chamar a atenção para a importância do social, a este social ainda falta a definição de seu papel na constituição do sujeito, da linguagem e do conhecimento, e, mais ainda, de sua contribuição ao trabalho específico do fonoaudiólogo.

Um terceiro grupo de trabalhos realiza-se sob a mediação de abordagens dialógicas de linguagem desenvolvidas a partir do final da década de setenta, quando começava a se esboçar um movimento teórico que iria apresentar alternativas para a explicação dos fenômenos ditos patológicos e poderia ser tomado como ponto de partida para a fonoaudiologia, envolvida nos próprios fatos.

A partir de uma concepção de linguagem com duas faces — atividade e objeto —, De Lemos afirma que a criança, a princípio, não opera com categorias determinadas, e que através dos processos dialógicos de especularidade, complementariedade e reciprocidade, há uma discretização[10] e sistematização gradual das várias faces da linguagem.

Dessa forma, os papéis sociais, inscritos em cada fragmento do discurso, são gradualmente assumidos e organizados pela criança, e desse processo emerge a possibilidade de ela se conceber, a si e ao outro, como sujeitos.

Nessa linha, alguns autores retomam a questão da avaliação de linguagem, questionando sua validade, dada a concepção de linguagem que a subjaz. Coudry e Scarpa afirmam que, tradicionalmente, os sujeitos portadores de distúrbios de linguagem são avaliados por intermédio de tarefas metalingüísticas, ou seja, de situações desvinculadas de atividades dialógicas, o que demanda atividades epilingüísticas — "normais" — para sua decifração, que são tomadas, muitas vezes, como manifestações de déficit. Se, por outro lado, o ponto de partida para a avaliação for a indeterminação da linguagem, os erros passam a ser vistos como desvios ou peculiaridades, que indicam o caminho a ser percorrido na constituição da linguagem, do mundo e do próprio conhecimento, entendido não como saber, mas como saber fazer (De Lemos, 1982, 1986).

Ainda dentro dessa linha, Palladino (1986:6) faz uma proposta de investigação de linguagem em crianças pequenas, dizendo que "se, na compreensão da origem e natureza da linguagem, forem considerados os pressupostos básicos dessa nova perspectiva, quais sejam: sua função constitutiva; sua origem nas interações estabelecidas desde o nascimento, entre o adulto e a criança; sua natureza processual de partilhação mútua de conhecimento, torna-se coerente a suposição da existência de uma 'condição patológica' com origem interacional". A autora restringe a explicação da origem do retardo de linguagem aos casos em que não há evidência de danos de natureza somática ou psíquica. Do meu ponto de vista, essa afirmação não deve ser tomada como minimizadora do papel da interação no processo de constituição da linguagem mesmo em crianças com comprometimentos paralelos em nível neurológico ou psíquico. O que pretendo dizer é que a representação que os pais fazem de seus filhos como falantes, construída antes mesmo de seu nascimento, e que deve sofrer ajustes no confronto com o empírico, tem um papel muito mais importante do que lhe tem sido atribuído até então, na constituição da condição patológica do sujeito da/na linguagem.

A avaliação de linguagem, ou investigação, como prefere Palladino "corresponde à tentativa de retomada da história do processo específico de construção da linguagem, tido como diacrônico, a fim de compreender seu momento atual, entendido como sincrônico". Nessa perspectiva, a *anamnèse* ou entrevista inicial feita com os pais no sentido de levantar dados sobre a história de saúde e doença da criança assume um novo estatuto.

A autora sugere para esse momento uma entrevista não diretiva, cujo objetivo é levantar dados interacionais que possam ajudar na compreensão de sua relação com o estado atual de desenvolvimento da linguagem da criança. Como parte dessa investigação, Palladino propõe a observação direta da criança em situações interacionais com parceiros diferentes (pai, mãe, irmãos) e com o próprio clínico. Uma vez que o levantamento de dados permita a compreensão do processo de construção de linguagem pela criança, passa-se para a etapa da terapia. A autora não detalha como será feita a análise dos dados coletados, por ainda não possuir dados que confirmem sua validade, enfatizando apenas que o "clínico" deve ter pleno conhecimento da teoria psicolingüística adotada como base.

Numa linha de pensamento semelhante está o trabalho de Coudry, que embora dedicado à avaliação e terapia de pacientes afásicos[11], traz à reflexão problemas análogos aos levantados neste capítulo introdutório. Questionando as visões racionalistas e empiristas da aquisição de linguagem, a autora incorpora ao processo terapêutico as reflexões advindas não só da perspectiva socioconstrutivista, como de uma teoria do discurso. Deslocando o foco da unidade patológica da afasia para o sujeito afásico, pretende, nessa medida, dar conta da (re)construção de sua linguagem. No entanto, sua análise privilegia, de certa forma, a face sintática da linguagem, deixando em segundo plano não só a interação, como os que nela estão envolvidos: fonoaudiólogo e paciente. Seu objetivo principal — derivado de sua formação — é a tentativa de compreender melhor as relações entre pensamento e linguagem, enquanto para o fonoaudiólogo a eficácia da terapia é seu alvo principal.

Concluindo, do meu ponto de vista, alguns dos trabalhos anteriormente apresentados, embora elaborados dentro de uma concepção social de linguagem e de sujeito, não se comprometem com a especificidade do trabalho fonoaudiológico.

Uma proposta fonoaudiológica construída a partir de uma concepção de interação como matriz de significação da linguagem, enquanto objeto lingüístico e enquanto atividade sobre o outro e sobre o mundo, deve abordar a questão da avaliação e terapia fonoaudiológicas de forma diferente daquelas que se utilizam de modelos prontos, tomados por empréstimo, sem reflexão, à medicina, à lingüística e à psicologia, conforme explicito melhor a seguir:

Em primeiro lugar, ao deslocar o foco da unidade patológica para o sujeito da/na linguagem, abre espaço para que a fonoaudiologia reconheça seus fatos como específicos e configure sua própria forma de vê-los.

Em segundo lugar, ao colocar a origem da linguagem nas interações sociais, permite ao fonoaudiólogo encontrar no diálogo o seu papel de terapeuta/estruturador da linguagem do Outro — "o paciente".

Em terceiro lugar, ao afirmar a dimensão dita patológica da linguagem como marca de subjetividade, possibilita ao fonoaudiólogo construir uma nova prática a partir da própria prática.

É, portanto, uma proposta segundo a qual o fonoaudiólogo (e a fonoaudiologia) se constitui em sua relação com o sujeito da/na linguagem dita patológica.

Note-se que não se trata de privilegiar um modelo em detrimento de outros, mas sim de tomar como referencial, para a construção da prática fonoaudiológica, uma concepção de linguagem enquanto processo sociohistórico, cuja origem pode ser rastreada dentro das relações sociais.

Se os desvios de linguagem forem vistos como indícios, o trabalho fonoaudiológico consistirá em decifrar esses indícios para chegar à origem ou causa do desvio. Trata-se, então, de uma nova forma de ver o paciente e o sintoma, fruto da releitura das contribuições que as outras áreas, que não só a psicolingüística, têm a dar e da síntese do que foi feito em fonoaudiologia, na tentativa de efetivamente constituir-se uma disciplina que tenha o seu próprio objeto e para a qual as contribuições das outras áreas de conhecimento, a psicologia, a medicina e a lingüística, seriam lugares onde se poderia investigar, sob outros ângulos, os fenômenos da linguagem ditos "patológicos".

Como a construção de uma nova prática é feita a partir da própria prática, assim também foi analisando várias práticas fonoaudiológicas vistas como práticas dialógicas que fui constituindo uma nova abordagem metodológica em fonoaudiologia.

No próximo capítulo, procurarei mostrar que a gênese comum dos chamados "distúrbios da comunicação", e em especial do retardo de linguagem, está em interações ineficazes do ponto de vista da dialogia e dos mecanismos de especularidade, complementaridade e reciprocidade. Tentarei ainda explicar como a reflexão sobre esse fato, fundamentada pela análise de dados, levou-me a uma indagação sobre a prática fonoaudiológica, e a uma nova forma de ver o sintoma, o paciente e o trabalho fonoaudiológico.

Capítulo III

As Interações Ineficazes

O papel da linguagem na constituição do sujeito tem sido salientado principalmente pelos trabalhos que tomam como ponto de partida a visão socioconstrutivista em aquisição da linguagem. Proposta inicialmente por De Lemos e presente também nos trabalhos de Lier, Palladino, Rubino, Pereira, entre outros, serviu como base para o desenvolvimento de tese de doutorado (Freire, 1990), cujas idéias principais terão continuidade neste livro.

Assumir um ponto de vista socioconstrutivista supõe adotar os pressupostos de indiferenciação inicial do sujeito e do objeto e sua constituição solidária durante o processo de construção de linguagem. De Lemos afirma que o processo de constituição da criança enquanto sujeito é mediado pelo Outro, ou seja por um "membro experiente de sua espécie, representante da ordem simbólica que mediará, por sua vez, a relação da criança com estados de coisas no mundo" (1991:1).

O bebê, ao ser concebido, passa a ter existência ativa,

dentro do discurso do Outro. Ou seja, ao ser falado pelo Outro, ocupa um espaço discursivo na linguagem, mesmo antes de ter nascido.

A concretização desse bebê virtual, com o nascimento, transforma a fala numa dialogia em que o comportamento espontâneo da criança é recortado e interpretado pelo Outro que, como diz De Lemos, lhe atribui forma, significado e intenção. Essa interpretação é construída a partir da representação que o Outro — geralmente a mãe do bebê — faz deste enquanto interlocutor. A atividade interpretativa do tipo "como se", que ocorre na fala da mãe, instaura um pseudo-diálogo inicial, que permite ao bebê ser apresentado a si próprio como eu, como você e como ele (Rubino, 1989). É dessa dependência dialógica ou da condição de interpretado, prossegue De Lemos, que a criança passa para o controle efetivo de sua posição discursiva ou para a condição de intérprete.

Portanto, a atividade interpretativa da mãe é fundamental para a construção da linguagem e para a constituição do sujeito. É um processo baseado na imagem ou representação que a mãe faz de seu bebê enquanto interlocutor. Esta imagem, antes ainda do seu nascimento, é determinada pela cultura em que estão inseridos mãe e bebê. Isto significa que numa sociedade normativa e prescritiva como a nossa, geradora de vários preconceitos sociais, as diferenças entre os seres humanos tendem a ser interpretadas de forma negativa, interferindo e até mesmo cerceando o desenvolvimento da linguagem.

Estudos recentes têm apontado para a relação entre a *representação* ou imagem que o Outro (mãe, terapeuta, parceiro) vai construindo da criança enquanto interlocutor e o desenvolvimento de um sistema simbólico. Levy, ao analisar o discurso de terapeutas durante o processo clínico com uma menina portadora de síndrome de Down, levanta essa questão. O portador da síndrome de Down — alteração genética ocasionada por trissomia do 21º par de cromossomos — apresenta, entre outros sintomas, alterações físicas gerais e de tônus muscular além de deficiência mental. Tais crianças necessitariam, portanto, de participar, com maior intensidade que as outras crianças, de situações dialógicas que implicassem não somente em trocas interacionais mas também em atividades motoras. No entanto, o que ocorre na maior parte das vezes é um prejuízo dessas atividades pela representação que se faz dessas crianças como menos capazes que as crianças normais.

Ancorada em um desenvolvimento de linguagem mais lento e tardio que o esperado, na ininteligibilidade dos sons da fala e na dificuldade em manter e fixar o contato ocular, a imagem que o terapeuta constrói dessas crianças enquanto interlocutores acaba sendo o ponto de partida para a manutenção dos sintomas e não para sua eliminação. Segundo a autora, o interlocutor da criança com síndrome de Down interpreta a diminuição do contato ocular — característica gerada pela doença — como sintoma de dificuldade em se interessar pelos objetos do mundo.

Com o objetivo de manter a atenção da criança, propicia maior rotatividade de materiais durante as atividades terapêuticas, acabando por favorecer o encurtamento do tempo de atenção. O fato de colocar a síndrome à frente do sujeito impede que o terapeuta veja a criança de forma diferente da representada na descrição que a literatura, geralmente normativa, faz da própria síndrome. O mesmo ocorre com relação à linguagem. A criança com síndrome de Down apresenta os sons de sua fala naturalmente distorcidos, em decorrência da hipotonia dos órgãos fonoarticulatórios. A ausência de interpretação desses sons pelo terapeuta como indícios de linguagem restringe a interação e favorece a fixação dos papéis discursivos. O terapeuta passa apenas a perguntar, como forma de facilitar a interpretação dos sons da fala da criança, a quem cabe apenas responder. Daí a conclusão da autora de que, nesse caso, a ininteligibilidade e o tempo de atenção encurtado seriam em grande parte construídos na relação dita terapêutica.

Pereira, ao analisar o desenvolvimento gestual em crianças portadoras de deficiência auditiva, aponta também para a relação entre representação e desenvolvimento da linguagem. Segundo ela, as diferenças em grau e tipo de linguagem — modalidade gestual e/ou oral — usado tanto pelas mães como pelas crianças são atribuíveis à representação ou imagem que um parceiro vai construindo do outro enquanto interlocutor. Essa construção inclui tanto a representação que as mães ouvintes fazem das potencialidades comunicativas de seus filhos portadores de deficiência auditiva, quanto um grau maior ou menor de ajustamento à atualização dessas potencialidades. Aponta ainda para um outro fator relevante: a representação particular que cada mãe tem do déficit de seu filho. É esta representação a responsável pelo fato de que algumas mães tendem a privilegiar uma modalidade interativa — oral ou gestual — em detrimento de outra. As conseqüências dessas tendências interativas diversas estão refletidas no desenvolvimento de cada criança, tal como descrito no trabalho de Pereira. Diz ainda que um melhor entendimento da escola sobre como a criança portadora de deficiência auditiva e seus familiares representam tanto o déficit quanto as suas potencialidades comunicativas poderá ser um instrumental teórico fundamental para a orientação dos pais e das práticas escolares a serem implementadas.

O papel do déficit na representação que os interlocutores fazem da criança e no desenvolvimento de sua linguagem também é ressaltado em outro trabalho (Freire, op. cit.), onde analisei o discurso de estagiários de fonoaudiologia com crianças institucionalizadas, portadoras de retardo de linguagem.

Procurei investigar especialmente até que ponto os papéis preenchidos pelos adultos aproximavam-se/distanciavam-se daqueles papéis ocupados pela mãe na interação mãe-criança dita "normal", tal como discutidos pelos estudos em aquisição de linguagem.

a. As díades adulto-criança institucionalizada

A análise de díades adulto-criança institucionalizada, acompanhadas longitudinalmente durante um período de três a cinco meses, mostrou que o comportamento verbal do adulto geralmente apresenta um mesmo perfil. Sua fala é interpretativa das ações da criança, ou seja, o adulto é sempre responsivo. Acompanha os movimentos da criança e os interpreta ininterruptamente, comenta a situação e coloca-se como expectante em relação a seu parceiro infantil. Parece sensível aos atos espontâneos da criança, porque os interpreta como volitivos e intencionais, como mostram algumas de suas produções, selecionadas abaixo:

Exemplo 1:

— *Ah! você tá dando pra tia!*
— *Ah! cê num qué dá pra tia vê!*
— *Ah! cê deu uma risadinha pra tia!*
— *Ah! tá fazendo carinho na tia, tá?*
— *Deixa eu vê si tá gostoso?*
— *Deixa a tia vê o copinho?*
— *Deixa a tia brincá também?*

(L. 0;10;22)

No caso acima (díade 1), em que a criança tem apenas 10 meses, as expressões indicativas de sua participação restringem-se a alguns sorrisos quando da brincadeira de esconder e achar ou quando tocada pelo adulto. Por isso, este parece privilegiar os atos motores espontâneos da criança e sua fixação visual, como o lugar onde incidem suas interpretações. Não se observa especularidade do ponto de vista vocal por parte do adulto, visto que não ocorrem produções sonoras por parte de seu parceiro infantil. A criança não vocaliza e não se prenuncia como falante. As poucas ocorrências sonoras da criança são prontamente "aproveitadas" pelo adulto, que as interpreta como fala.

Exemplo 2:

– 1ª gravação: *Cê tá falando? Fala de novo.*
(L. 0;10;22)

– 2ª gravação: *Que cê ia falá?*
(L. 0;11;06)

– 3ª gravação: *Que cê tá falando aí? Ah! tá cantando!*
(L. 0;11;19)

O adulto da *díade 1* comporta-se de maneira similar à mãe, falando com a criança (Exemplos 3 e 4) e da criança (Exemplo 5)[12], mas diferencia-se dela ao não falar pela criança. Assim, representando-se como interlocutor da criança, propicia a si próprio sua constituição enquanto parceiro interacional, mas nega a seu interlocutor infantil o lugar de sujeito no discurso. Vide exemplos a seguir.

Exemplo 3:

Dá pra tia?
                                    (aproxima sua mão da de S.)
Ah! cê tá dando pra tia!
(S. tenta pegar o pão da mão da L.)

(L. 0;10;22)

Exemplo 4:

Vamu lá buscá o mumu?
Aqui ó, Psiu!

(levanta-se e vai até o brinquedo)
(olha para S.)
Ó!
(apertando o brinquedo)
(coloca-o mais perto de L.)

(olha o brinquedo e começa a engatinhar)

Vamu levantar, vamu levantar
(segurando os braços de L.)
(ajudando L. a se levantar)

(olha para baixo)

(L. 1;01;07)

Exemplo 5:

(segurando os braços de L.)
Olha, a nenê tá andando!

(dá alguns passinhos)

Ai, que bunitinha!

(chega perto do brinquedo)

(L. 1;01;07)

O ritmo de desenvolvimento dessa díade, em comparação com as díades mãe-filho, parece mais lento, pois as interações sofrem poucas modificações durante o período observado. Isto parece ser devido principalmente à inexistência, para a criança, de outros interlocutores que propiciem interações eficazes, constitutivas de significação e cujo papel no processo de discretização do contínuo da experiência é de suma importância. A tentativa de captação da atenção da criança centraliza a maior parte do trabalho do adulto. Vocalizando apenas, e em raras ocasiões, a etapa de desenvolvimento lingüístico da criança não é propícia ao aparecimento de jogos de fala. Com isso, os processos dialógicos — especularidade, complementaridade e reciprocidade — praticamente não ocorrem.

Concluindo, pode-se dizer que as representações do adulto são construídas a partir do que conhece ou do que desconhece sobre a história de vida da criança. Constrói uma representação idealizada do que seria uma criança separada dos pais, sem o embasamento científico requerido para a tarefa proposta. É esta representação conflitante com a necessária para o exercício do papel profissional — a representação da criança enquanto falante — o principal fator responsável pela ineficácia das interações estagiária-criança da Febem.

No caso da *díade 2*, a história de vida da criança parece interferir de forma mais saliente na representação que o adulto constrói de seu parceiro infantil. G. tem 1 a 08 m e 02 dias quando da primeira gravação e foi retirada pela polícia da casa onde vivia com a mãe, alcoólatra. No boletim de ocorrência consta que foi encontrada suja, despida, sem cuidados e com fome. É uma menina franzina e irritadiça, que chora a todo instante, sem motivo aparente. Seu comportamento é de quem está sempre insatisfeita, intercalado por sua atenção desviada para o que o adulto lhe apresenta. Constantemente puxa seu próprio cabelo e joga a mão como se fosse bater. Engatinha, mas ainda não anda. Está sempre no colo da estagiária, obrigando-a a caminhar ou a ficar sempre em pé, caso contrário começa imediatamente a chorar. Apresenta alguns gestos indicativos e fisionômicos. Suas produções sonoras restringem-se a algumas vocalizações ocasionais.

Na primeira gravação já se pode observar a importância da representação na prática fonoaudiológica. Comportamentos como os que serão relatados aqui aparecem sistematicamente ao longo de cinco meses de acompanhamento dessa díade. O choro da criança é interpretado como um lamento, gerando uma atitude de proteção por parte da estagiária. Representando-a como alguém que sofre, pois chora, se bate e está separada da mãe, o adulto coloca-se como aquele que pode suprir a falta, não do simbólico, mas do Outro.

Exemplo 1:

G. está no colo de S. e quando esta tenta colocá-la na rede...
                              (G. choraminga)
Ah!chorona!
Vem... assim... abraça a tia, aí, ó.
(abraçando G.)
A tia tá aqui!
(beija G.)
Dá beijo...
(beija G.)
Dá beijo...
(beija G.)
Dá beijo...
(beija G.)

(G. 1;08;02)

O fato de G. chorar se for tirada do colo, ou se o adulto sentar-se com ela, associado à história de sua internação leva o adulto não só a representá-la como alguém que é "infeliz", como também por cristalizar os papéis dessa díade, onde à criança cabe o chorar e à estagiária a tarefa de impedi-la de fazê-lo.

Ou seja, o comportamento de insatisfação da criança leva a estagiária a adotar um papel fixo, não só do ponto de vista dialógico, como também do ponto de vista de posição espacial. A criança está sempre em seu colo, o que dificulta a montagem da posição de espelho e da estrutura da permuta motora. Conseqüentemente, não há ação da criança sobre o mundo para a estagiária recortar e significar pela linguagem. Em realidade, o que se observa ao longo dos cinco meses de acompanhamento dessa díade é justamente a cristalização de posições discursivas, marcada sempre pela referência a si e à criança na terceira pessoa.

Veja o Exemplo 2, quando a estagiária se nomeia de "tia" e a criança é chamada de "Gi". Não há quase ocorrência de "você" e o "eu", que marcariam a ocupação de outros papéis discursivos.

Exemplo 2:

(S. andando pela sala com G. no colo)
Eu vou colocar a Gi na rede. Será que a Gi vai chorá? Será?
(abaixando-se ao lado da rede)
Será que a Gi vai chorar?
(tentando colocar G. na rede)
                        (G. choraminga)
Ah! chorona! Vem... assim... abraça a tia, aí, ó!
(abraçando G.)
A tia tá aqui!

(beija G.)
Dá beijo.
(beija G.)

(G.1;08;02)

Essa cristalização de papéis seria evitada se o adulto pudesse ter construído uma representação da criança baseada em uma teoria da linguagem que levasse a vê-la do ponto de vista de suas possibilidades de constituir-se como falante. Essa representação não é ilusória, pois se baseia em comportamentos presentes no interlocutor real; o que é ilusório é que essa seja a única representação possível. Ao tomar o dado como evidência e não como marca indicial, a estagiária afasta de si mesma a possibilidade de investigar e decifrar as pistas que a levariam a criar um espaço comum de interação.

Os comportamentos da criança podem ser uma forma de reação à institucionalização, ou, mais provavelmente, vestígios de sua relação sócio-afetiva anterior. Se olharmos da perspectiva da história da criança, talvez o mais adequado seja compreendê-los como marcas de uma história interacional que precisa ser refeita, reatualizada, a fim de que se possa compreender sua origem para modificá-la.

G. é um organismo em constituição, em que a ausência do simbólico impede a manifestação de comportamentos interpretáveis de outra forma a não ser o desprazer em relação ao contato com o Outro e com o mundo que a rodeia.

Exemplo 3:

(ambas na janela, G. no colo de S., olhando o vidro)

Ó qui, qui bonito!	(apontando o vidro)
(apontando o vidro)	
Olha a Gi lá, ó!	
(dando tchau)	
Giii	(olha para a câmera)
Gisele!	
(apontando o vidro)	
Olha lá você	(bate no vidro)
(batendo no vidro)	
Ó que bonito!	(olha o vidro)
Cê tá vendo ali, ó!	
(apontando para o vidro)	
Ó li, Gi!	
Giii	(bate no vidro e olha para câmera)
Qui qui cê tá vendo ali, hum?	
Qui qui cê tá vendo?	(pára de bater no vidro)
(olhando para Gi)	
Cê num fala...	
Um...	(volta a bater no vidro)
É o vidro, ó!	
(bate no vidro)	(pára de bater e fica olhando a mão de S.)
Oi, faz barulho!	
(bate no vidro)	
Olha!	(olha e bate no vidro)
Isso! Bate aqui também, bate!	
Bate!	
Bate!	(fica batendo no vidro)
Ai que gostoso! Faz barulho, né!	

(G. 1;08;02)

O adulto está mais voltado para a apresentação do mundo para a criança. Parece que sua expectativa é de que a criança fale, para somente então interpretar e significar sua fala como ação sobre os objetos. A fala da estagiária: "cê num fala..." indica claramente essa expectativa. Como a apresentação do mundo para a criança não desencadeia como resposta as ações motoras que a estagiária espera, esta passa a agir pela criança, na tentativa de transformá-la em sujeito lingüisticamente ativo. O Exemplo 4 ilustra minha afirmação anterior.

Exemplo 4:

(com G. em seu colo, mostrando-lhe a paisagem da janela)
Ó, ó.
Dá tchau pro piu-piu!
(acenando tchau)
Ó.
(manda beijo)
Tchau piu-piu!
(fazendo tchau)
Manda beijo, manda!
(pega a mão de G.)
...assim ó.
(encosta a mão de G. na boca, fingindo dar beijo)
Tchau piu-piu!
Tchau!

(G.1;08;02)

O que é importante salientar é que há o aparecimento de um jogo rítmico, que irá se repetir ao longo do tempo de acompanhamento dessa díade, mas sempre como forma de marcar as ações da estagiária, não sendo um jogo construtivo da linguagem por não interpretar as ações realizadas pela criança. Estas, na maioria das vezes, não são discretizadas pela estagiária, que no seu discurso não lhe oferece turnos.

Parece que, na tentativa de evitar que a criança chore, a estagiária privilegia seus próprios movimentos, inibindo mais uma vez o papel estruturador que sua linguagem teria sobre o contínuo experiencial da criança.

Os movimentos realizados pela criança são apenas imitados pela estagiária. Este jogo de imitação ou especularidade em nível motor não evolui durante o período em que a díade foi acompanhada. Não aparece a troca de papéis, evolução natural do jogo de esconder e achar. Nas raras ocasiões em que G. vocaliza, a estagiária solicita-lhe a repetição do mesmo para que possa recortá-lo e significá-lo, no que não é atendido. No entanto, a estagiária também não recorta a vocalização da criança de forma que possa ser transformada em elemento de partilha.

Resumindo, ao deixar os sons emitidos pela criança fora da matriz de significação, a estagiária não dá espaço para que a criança "compreenda" a relação entre o que ela está fazendo e o que o adulto está fazendo.

A imitação da estagiária pela criança e vice-versa constitui-se apenas em mimetismo[13], pois a ausência do simbólico impede a construção do processo dialógico de especularidade. As atitudes da criança levam a estagiária a representá-la como alguém que rejeita o mundo que a cerca, daí advindo sua atitude de somente apresentá-lo como objeto de contemplação (portanto, inofensivo).

Em dado momento, a estagiária começa a fazer marcação rítmica, mas de seus próprios movimentos e não dos da criança. Como esta se encontra em seu colo, é como se ambas estivessem fundidas, ou, como já mencionei anteriormente, a estagiária fala para si e não para a criança. Isto pode ser claramente observado na seqüência abaixo.

Exemplo 5:

(S. sacode G. que está em seu colo.)
Upa, upa, upa.
Upa, upa, upa. Upa, upa, upa. Upa, upa, upa.
                        (olha para a direita)
Upa, upa, upa. Upa, upa, upa.
(sacudindo G. em seu colo e batendo com a mão dela em seu rosto)
Gi, Gi, Ginha! Gi, Gi, Ginha!
(beija a mão de G.)
                        (olha para S.)
(beija a mão de G.)
                        (olha para frente)
(coloca a mão de G. nos lábios desta e manda um beijo)
(coloca a mão de G. em seus lábios e manda um beijo)
(coloca a mão de G. nos lábios desta e manda um beijo)
Manda beijo, manda! Manda!
(coloca a mão de G. nos lábios desta e manda um beijo!)
(coloca a mão de G. nos lábios desta e manda um beijo!)
(coloca a mão de G. em seus lábios e manda um beijo)

(G. 1;08;29)

O jogo rítmico desencadeado pelo balançar da criança pelo adulto, no sentido de evitar que a mesma chore, leva ao aparecimento de um número cada vez maior de cantigas, que restringem a interação como matriz de significação da linguagem oral. A repetitividade de jogos interacionais miméticos acaba por cristalizar as ações, dando uma falsa impressão de interação. Assim, se a criança executa um ato motor que faz parte de um jogo comum à díade, este ato desencadeia sua repetição por parte da estagiária, como forma de manutenção da atenção da criança. O mesmo pode ocorrer com a criança, que ao perceber movimentos integrantes de jogos interacionais, repete-os simplesmente, chegando a dar a falsa idéia de que está havendo interação, sendo que entende-se interação aqui no sentido que essa palavra tem na abordagem socioconstrutivista: a existência de interação ou atividade conjugada e reguladora da produção de significação (De Lemos, 1986).

Na atividade conjugada, ambos os interlocutores tomam turnos, assumem papéis discursivos que possibilitarão a constituição de novos conhecimentos, entendidos aqui como saber fazer que, partilhados e negociados, levam à constituição de outros conhecimentos.

Finalizando, o que se observa ao longo desses cinco meses é apenas uma série de repetições miméticas, que, por ocorrerem fora de uma matriz de significação, não poderão ser partilhadas com outros interlocutores, retardando portanto a constituição dessa criança enquanto sujeito da/na linguagem.

b. *A interação mãe-filha*

Processo semelhante ocorre em outra relação diádica observada, desta vez entre mãe e filha. A criança em questão, portadora de fissura palatina *transforamen* unilateral total[14], operada aos 3 e aos 10 meses, não deveria apresentar, teoricamente, seqüelas em nível de desenvolvimento da linguagem. A observação e o acompanhamento longitudinal da interação dialógica entre mãe e filha permitiram-me entender que o retardo de linguagem é construído em parte pela representação que a primeira faz de seu interlocutor infantil.

Parece que o déficit, devido a sua localização anatômica — região oro-facial — é estendido à linguagem, que, embora enquanto capacidade simbólica possa até prescindir da boca para realizar-se, acaba afetada por interações ineficazes para seu desenvolvimento. O discurso da mãe é caracterizado por um comportamento de ensinar, construído pela representação que ela faz sobre a melhor forma de colaborar com a filha na superação do suposto déficit. Nota-se aqui um fenômeno semelhante ao observado na interação estagiária-criança institucionalizada. Ambas assumem uma postura pedagógica de que devem ensinar seus parceiros a falar. No entanto, essa postura pedagógica acaba configurando-se como inútil e até, de certa forma, prejudicial, pois a "falta" do simbólico nessas crianças com retardo de linguagem é interpretada pela mãe como decorrência do déficit físico e pelas estagiárias como decorrência da ausência da mãe.

Com isso, a mãe privilegia o papel de professora em detrimento do papel de parceiro, enquanto as estagiárias privilegiam o papel protetor/maternal em detrimento do papel de terapeuta/interlocutor. Essa forma de interação coloca em foco as ações motoras do parceiro infantil, deixando em segundo plano a linguagem, ou seja, uma interação virtualmente eficaz acaba configurando-se como ineficaz.

Nessa interação, a falta de mobilidade entre os papéis discursivos afasta os interlocutores adultos da adoção de uma perspectiva estruturante da linguagem das crianças com retardo.

M.S. tinha 1 ano e 9 meses quando a observei pela primeira vez, com sua mãe. Sua forma de interagir era basicamente gestual, acompanhada ora de vocalizações, ora de formas fonológicas semelhantes aos vocábulos adultos "mamãe" e "papai". Essas formas constituíam blocos sincréticos de significação, já que podiam acompanhar solicitações de atenção ou de ação, lamentos, descrições ou nomeações de ações ou objetos. Apresentava atenção seletiva ao som da fala, respondia a chamados, mantinha contato ocular com seus interlocutores básicos, os pais, o irmão e os empregados domésticos, que a compreendiam e realizavam o que lhes era solicitado.

Acreditei, a princípio, que não seria necessária uma terapia fonoaudiológica. A idade precoce, o desenvolvimento de um sistema gestual e a disponibilidade de sua mãe pareciam-me indícios de que, com orientação, a linguagem oral emergiria em pouco tempo. No entanto, não descartei imediatamente a necessidade de um acompanhamento, pelas razões que passo a comentar.

Em primeiro lugar, a história de M.S. apontava para possíveis problemas de articulação, pois, como já vimos, havia nascido com uma fissura lábiopalatal operada em dois tempos: aos 3 e aos 10 meses de idade. Quais seriam as influências desse quadro genético sobre o desenvolvimento da linguagem oral?

Em segundo lugar, não saberia dizer da real possibilidade de sua mãe quanto a seguir as minhas orientações.

E, em terceiro lugar, sentia que precisava analisar melhor a interação mãe-filha, não só com o objetivo de avaliar o sistema comunicativo de M.S., como também de entender o retardo no desenvolvimento de sua linguagem oral.

Com certeza, a fonoaudiologia tradicional, com alguma razão, indicaria a terapia, já que a alteração anatômica de seus órgãos fonoarticulatórios apontaria tanto para uma possível inabilidade velar quanto articulatória. Suas otites de repetição nos primeiros meses de vida, comuns nos casos de fissura palatina, poderiam afetar a discriminação dos sons da fala e, conseqüentemente, a sua emissão oral. Por outro lado, era meu objetivo tentar entender seu retardo de linguagem pela própria linguagem, evitando tanto o reducionismo de usar a descrição do distúrbio como explicação do mesmo, quanto o uso de um outro domínio, no caso o anatômico/fisiológico, como o lugar da explicação. O desafio configurou-se, para mim, na tentativa de construir uma prática clínica baseada em uma teoria sobre a gênese e desenvolvimento da linguagem.

Portanto, iniciei o acompanhamento de M.S. com os seguintes objetivos: buscar outro lugar para a compreensão de seu retardo de linguagem, que não somente a fissura labiopalatal; observar a evolução do quadro no sentido de prevenir possíveis conseqüências e conscientizar a mãe de seu papel estruturador na construção do sistema comunicativo-lingüístico de sua filha.

Passei a visitar mensalmente a casa de M.S. e a observar a interação entre mãe e filha. Após cada observação era marcada uma entrevista com a mãe, onde discutíamos o que havia sido vivenciado por ela e analisado por mim, com a pretensão de que a interação mãe-filha pudesse ser efetivamente constitutiva da linguagem oral de M.S.

Digo pretensão porque, ao longo das observações, fui constatando a impossibilidade da mãe em assumir uma perspectiva estruturante da linguagem da filha, o que será mostrado a seguir.

Na primeira gravação, mãe e filha estão no salão do andar de baixo da casa, quando a mãe solicita à empregada que traga as caixas de brinquedos de M.S. e de seu irmão mais velho, com o objetivo de separá-los e arrumá-los. Este foi o primeiro fator que me chamou a atenção para o fato de que a mãe, mesmo privilegiando a interação com a filha, propõe a partilha de ações e não de linguagem.

Exemplo 1:

(mãe e filha estão sentadas no chão, diante de duas caixas de brinquedo)

	mamão
Esse é do irmão também?	
como chama isso?	
	mamão
Fala: bo-la.	
	moo-ma
Fala: bo-la.	
Essa aqui é do irmão?	*mão*
Como é que chama o irmão?	

	mão
Como é o nome dele?	
	papai
Não, é Gui.	
	mão
Fala Gui.	
	mão
Não é irmão.	
	mão
É Gui.	
	mão
Tá bom.	

(M.S. 2:00:25)

Esse primeiro episódio recortado da situação interacional tem na fala da mãe a indicação da representação que esta faz de sua filha. Provavelmente devido à patologia anatômica, associada a todo um trabalho de orientação quanto à estimulação do véu palatal — que foi desenvolvido por outro fonoaudiólogo dos 6 dias de vida até a idade de 1 ano de M.S. —, sua mãe a representa como incapaz de se comunicar oralmente. A tarefa que assume para si de querer "ensiná-la a falar", além de improdutiva e impossível, acaba por demonstrar-se insuportável.

A literatura sobre aquisição de linguagem nunca detectou na análise de corpora[15] que mães de crianças normais em algum momento tentem ensinar seus filhos a falar. Falar é encarado como um processo tão natural quanto engatinhar e andar, e mães normalmente não se preocupam em ensinar o que simplesmente faz parte da evolução do ser humano.

Por outro lado, como falar é agir sobre o mundo e

sobre o Outro, é através da perspectiva da linguagem enquanto atividade que se chega à simbolização.

Esse tipo de atividade — a linguagem — é a possibilidade de significar o mundo social em que se está imerso e de re-significá-lo enquanto experiência que se refaz continuamente dentro de um processo sócio-histórico.

O diálogo entre M.S. e sua mãe apresenta-se acentuadamente assimetrizado pela representação que esta faz de seu parceiro infantil como sem linguagem, atribuindo-lhe portanto unicamente o papel de aprendiz, cristalizando papéis, apresentando a língua como se fosse um objeto a ser contemplado, impedindo dessa forma que a ação da criança sobre a linguagem possa ser constitutiva do conhecimento.

Sua dificuldade em assumir a perspectiva de M.S. a impede de considerar o recorte do contínuo experiencial e que poderia ser transformado em conhecimento pela linguagem.

No exemplo seguinte, M.S. procura o chiclete que a mãe mascava anteriormente e que não é significado pela linguagem da mãe.

Exemplo 2:

(M.S. abre a boca da mãe, como se buscasse algo)

O quê?
Ah! num tem! cabô, cabô.

(M.S. 2;00;25)

E ainda a perspectiva da mãe que a leva a estabelecer o jogo de cartas como o lugar da interação entre as duas.

Entretida no jogo como tal, incapaz de dar a este outra direção que favoreça a interação, a mãe passa a querer "ensinar" a filha a jogar, como o fazem os adultos. Parece esquecer que esta atividade em si não é produtiva, pois só seria significada se dela fizesse parte a linguagem. Nem a quase total ausência de vocalização de sua parceira durante o episódio interacional é suficiente para indicar-lhe a inadequação de sua proposta. Por outro lado, é importante salientar que é a fala da mãe, caracterizada neste momento quase que exclusivamente por demandas de ação, que fecha para a criança outras posições discursivas que não as respostas motoras. O Exemplo 3, abaixo, ilustra meu ponto de vista.

Exemplo 3:

(mãe e filha estão no sofá, brincando com cartas de baralho)

Vai. Joga assim, põe uma sua.
Vai, pega uma. Assim, ó, cin...
Ó, três com três...
Não, assim M.S. Assim, ó.
Cinco com cinco, ó.
Entendeu?

                                                                (gesto afirmativo de cabeça)

Então vai! Põe sua carta!
Põe sua carta!
É oito com oito.
Não, agora cê pega do seu monte.
Pega lá!

                                              (M.S. pega o monte de cartas)

Isso!
Oito.

Vamos ver se você tem.
Vamo procurá, ó aqui, ó.
Esse num é igual à esse?

                    (gesto afirmativo de cabeça)

Num é igual à esse?

                    (vai pegando as cartas e
                    colocando atrás de si)

Ó, três com três...
Deixa tudo aqui.

(M.S. 2;03;04)

Quando M.S. vocaliza, prenunciando-se como falante, sua mãe contrapõe a sua fala a negação da mesma, tendo em vista que essa fala se opõe a sua perspectiva — quem está na carta do baralho não é o papai — de ver o mundo de um lado, e de ensinar a falar sobre o mundo, de outro.

Exemplo 4:

(ainda jogando cartas)

                    ó, í

Que que é?

                    papai

Num é ó pa papai. É um homem.

                    u

É um moço.

                    ó

Hein?

                    ó

Esse é o seis. Fala: seis.

                    a

Seis.

(M.S. 2;03;04)

Parece que sempre as brincadeiras têm de ser interrompidas pela tarefa árdua de ensinar. Talvez a freqüência com que tais comportamentos ocorrem possa ser compreendida da perspectiva da mãe, que se sente observada pela fonoaudióloga e quer mostrar aquilo que ela compreende como sendo seu papel em relação à filha, representada por ela como portadora de um déficit de linguagem.

Exemplo 5:

Então vamos brincar?
Vamo brincá ali com a bola.
                      (gesto afirmativo de cabeça)
Então fala: bo-la.
                      (gesto negativo de cabeça)
Fala!
                      moola

(M.S. 2;00;25)

Este ato de ensinar apresenta características próprias marcadas e recorrentes a cada vez que a mãe solicita a participação vocal de M.S.

Primeiro, a mãe pede a atenção da criança, geralmente através da produção sonora "ó". Quando a criança olha, ela lentifica sua emissão, silabando-a, articulando-a de forma mais acentuada, aumentando a duração da primeira sílaba e trazendo a cabeça ligeiramente mais à frente, numa tentativa de dar saliência perceptiva a seus lábios, associada à do som emitido.

Exemplo 6:

(M.S. faz xixi na calça)
Ih! Ah! M.S. por que não pediu? Tem que falar pra mamãe: 'xi-xi'. Fala pra mamãe: xi-xi.

(M.S. 2;01;24)

Exemplo 7:

(M.S. aponta a carta do baralho)
Esse, fala esse.
                            pa-pai
Num é pa-pai. É eeee-ssi.
                            papai
Num é papai!

(M.S. 2;03;04)

Exemplo 8:

(sentadas no sofá vendo livrinho)
Ó, sabe o que é isso? Da-do.
                            ó
O quê?
                            u,u,a
O quê?
                            u,u,a
Uhn?
                            mão
O irmão? Que que tem aí?

(M.S. 2;01;24)

Às vezes, esse pedido de atenção é marcadamente ostensivo, tal como mostra o Exemplo 9.

Exemplo 9

	u...
Ahn? O quê?	
	papa
Papaia? Não, isso aí é... Ó, olha pra boca da mamãe, é... qua-tro.	
	(estende a carta para a mãe)
Esse também. Então fala pra mamãe, qua-tro.	
	(gesto afirmativo com a cabeça)
	(olha para suas cartas)

(M.S. 2;03;04)

Quando a criança atende à expectativa da mãe, sua emissão é endossada como forma de premiá-la pela adequação, estratégia que inauguraria uma dialogia constitutiva da linguagem verbal, desde que acompanhada de outros momentos eficazes de interação, o que não ocorre.

Exemplo 10:

(vendo livrinho)
Quem é esse?

                o-a

Bola, muito bem!

                o-a

Bola.

(M.S. 2;01;24)

O mesmo não ocorre com as emissões espontâneas que se afastam muito da forma fonológica do vocábulo adulto.

Exemplo 11:

(M.S. olha para a mãe que está no outro sofá, vocalizando e apontando o lápis que está em sua mão)
a,a
O quê?
a
O que é isso?
a
O lápis.
É?
(vai até a mãe e lhe dá o lápis)
pa, pa, pai
Tá bom, eu dou pro papai.

(M.S. 2;01;24)

As primeiras emissões da criança, que se constituem ainda como blocos indeterminados, são compreendidas pela mãe como vocábulos já adquiridos, o que leva a uma assimetrização do diálogo e impede a tematização do que a criança traz para negociação.

Exemplo 12:

(vendo os livrinhos)
ma, ma, mãe

	pa, pa, ai
	pa, a, pai
É o papai ali?	
	ma, ma, mãe
Com os bichinhos?	
	ma, ma, mãe
É?	
É a mamãe?	
	ná
Ahn?	
	ná
(M.S. 2;01;24)	

A linguagem enquanto atividade é compreendida como objeto, sendo tal compreensão mais uma vez responsável pela assimetrização e rompimento da situação interacional. A representação que a mãe faz da filha enquanto ser patológico a impede de assumir seu papel estruturador.

Exemplo 13:

(quando o disco acaba, M.S. diz)

     aaaa (estendendo os braços p/baixo)

O quê? Acabou?

     (gesto afirmativo de cabeça)

Acabou?

     uu má

Fala acabou.

(M.S. 2;00;25)

Uma vez que a linguagem oral de M.S. se restringe a vocalizações e a utilização de formas fonológicas semelhantes aos vocábulos adultos "mamãe, papai, irmão e não", a apresentação de novos vocábulos pela mãe auxiliaria no processo de especularidade, possibilitando o desenvolvimento da linguagem de M.S. No entanto, sua mãe se restringe a solicitar-lhe o uso da fala, tarefa a princípio impossível sem a sua colaboração.

Exemplo 14:

Fala o que que é.

O quê, M.S.?

O quê?

Fala o quê, o quê?

Esses dois. Quê mais?

O quê?

O estojo? Tudo?

Mamãe, mamãe, mãe, mamãe.

uá

uá

uá

(aponta)

(aponta e pega)

(M.S. 2;01;24)

Exemplo 15:

Fala oi pra tia Regina.
Fala oi tia Regina, fala: tudo bem?
Fala oi. Você sabe falá oi!

(gesto negativo de cabeça)

Sabe! Fala oi!

Fala!   (gesto negativo de cabeça)

(M.S. 2;00;25)

A alternância do jogo de nomeação com o jogo de reconhecimento, tal como observado por Lier, no processo de constituição do interlocutor vocal não ocorre aqui. Isto acaba levando sempre à assimetrização, pois, como M.S. pode responder a um jogo de nomeação, se não possui linguagem oral?

Se o mesmo fosse alternado com o jogo de reconhecimento, certamente simetrizado por M.S., seria possível um trabalho tanto com a face auditiva quanto com a face articulatória do objeto lingüístico.

Exemplo 16:

(com livro de histórias)
E aqui, o que é?
                              a

Ahn?
                                a

É a cadeira!

(M.S. 2;00;25)

Exemplo 17:

(mostrando o lápis objeto e a figura de um lápis no livro)
                            mamãe

*É isso aqui, ó, que tá na
mão da menina. Que que é?*
        mamãe
Não! Esse aqui, ó, é igual a esse. (pega o lápis da mão da mãe)
Como é que chama?
Lá-pis
ó
          a
Não, olha na boca da mamãe, ó M.S.
Ó, olha aqui na boca da mamãe.
         (olha para a mãe)
Lá-pis.

(M.S. 2;01;24)

 Na medida em que a mãe se apresenta como "professora", ela não só perde seu papel estruturador da linguagem de sua filha, como também se propõe assumir outro papel para o qual não está preparada nem teoricamente nem psicologicamente. Na primeira gravação, seu trabalho de ensinar é sistematicamente interrompido por outras atividades domésticas inerentes ao seu papel de dona de casa, que, no entanto, poderiam ter sido evitadas. Parece que, com as interrupções, há uma pausa para aliviar o peso do enfrentamento de tão árdua tarefa. Logo, a proposta inicial acordada entre a mãe e a observadora de interagir com sua filha com o objetivo de permitir verificar o tipo de comunicação que ocorre entre as duas é desvirtuada — a mãe coloca discos na vitrola e incentiva a filha a cantar e a dançar.

 Esta atividade prevalece sobre a que foi proposta inicialmente, e privilegia o que não precisa ser "ensinado", ao mesmo tempo que evita a exposição do fracasso comunicativo entre mãe e filha. A gravação é interrompida por outra proposta da mãe: "M.S. vamos convidar a tia Regina para ir lá fora no balanço?", que acaba marcando o término da observação. Na segunda gravação, após mãe e filha dedicarem-se à atividade de ver livros de história, a mãe propõe que M.S. e seu irmão mais velho desenhem e pintem os livrinhos, o que também acaba por encerrar a interação mãe-filha. E na última, após a seqüência do jogo de cartas (Exemplo 4), onde praticamente não há interação verbal entre M.S. e sua mãe, esta interrompe a atividade dirigindo-se à observadora e solicitando que a mesma inicie um trabalho fonoaudiológico com sua filha, por não estar verificando progressos em seu desenvolvimento verbal.

Essa forma de interação, que coloca em foco as ações do parceiro infantil e deixa em segundo plano a linguagem, não é prerrogativa exclusiva da mãe, podendo ser também observada em outros interlocutores familiares a M.S. — seu irmão mais velho, sua avó, os empregados da casa. Portanto, não se trata de "culpar" a mãe e sim de entender como as representações são construídas e o papel que ocupam nos processos dialógicos de especularidade, complementaridade e reciprocidade.

c. *A orientação*

Durante os seis meses em que acompanhei a interação de M.S. com sua mãe, desenvolvi paralelamente um trabalho de orientação que consistiu em passar para a mãe os dados observacionais e lhe explicar o papel de sua própria linguagem no desenvolvimento da linguagem de M.S.

Quanto aos dados gravados, a mãe assistiu às fitas que eram interrompidas por mim com o intuito de esclarecer-lhe, em determinados episódios, como poderia ter agido. Os dados aqui apresentados corroboram minha opinião de que a conduta original da mãe não foi afetada pela orientação fonoaudiológica.

O comportamento de ensinar, jamais solicitado ou incentivado pela fonoaudióloga, é dirigido pela representação que a mãe constrói a partir de informações sobre o suposto déficit de sua filha. Como foi salientada a importância de sua linguagem na estruturação da linguagem de M.S., a mãe passa a permear sua interação "natural" com o ato de ensinar, sobrepondo ao papel de mãe, o papel de professora. A falta de conhecimento de uma teoria da linguagem faz com que a interação seja norteada pelo que a mãe crê que seja a forma como se aprende. Assim, passa a "educar" a linguagem de sua filha da mesma maneira que a ensina a comer, vestir-se, enfim, como pais educam seus filhos. Note-se aqui que ocorre com a mãe um fenômeno semelhante ao observado na interação estagiárias-crianças da Febem. Todas assumem uma postura pedagógica de que devem ensinar seus parceiros a falar.

No entanto, essa postura pedagógica acaba configurando-se como inútil e até, de certa forma, prejudicial, já que interações virtualmente eficazes acabam configurando-se como ineficazes, na medida em que a "falta" do simbólico nessas crianças com retardo de linguagem é interpretada pela mãe como decorrência do déficit físico, e, pelas estagiárias, como decorrência da ausência da mãe. Conseqüentemente, a mãe privilegia o papel de educadora em detrimento do papel protetor, enquanto as estagiárias privilegiam o papel protetor em detrimento do papel de educadoras. A falta de mobilidade entre os papéis, gerada por uma representação fixa, acaba por afastar estes interlocutores adultos da adoção de uma perspectiva estruturante da linguagem das crianças com retardo.

Essas ponderações levaram-me a três constatações importantes:

1ª) A orientação da fonoaudióloga, com a apresentação dos fatos dialógicos, não consegue mudar a representação que subjaz a conduta da mãe com relação à sua filha.

2ª) Quem irá mudar essa representação da mãe será sua própria filha, ao configurar-se como falante;

3ª) No caso da "patologia", cabe ao fonoaudiólogo o papel de co-autoria da linguagem de seu paciente, porque ao primeiro é possível a adoção simultânea dos papéis de observador e interlocutor. Para este, "ensinar é aprender com o aprender do aprendiz" (De Lemos, comunicação pessoal).

Concluindo, parece-me que a ação interpretativa da mãe sobre o comportamento espontâneo do bebê sofre as influências da representação que esta constrói do déficit de seu filho, a partir de informações quase sempre preconceituosas que profissionais médicos ou paramédicos fornecem no momento da constatação da síndrome.

Essa representação acaba se manifestando e interferindo no próprio desenvolvimento da criança, já que esta se constitui a partir do Outro (geralmente a mãe). Na maioria das vezes, a síndrome ou doença da qual a criança é portadora é representada como um impedimento a sua assumpção/ascensão ao papel de falante, de interlocutor ativo.

d. Primeiras conclusões

Quando Wallon se refere à lentidão com que se dá o desenvolvimento do ser humano em comparação ao de outras espécies animais, diz que isto só é possível graças à existência de uma sociedade protetora e organizada. A instituição, com sua organização "perversa", lentifica ainda mais o desenvolvimento da criança orfanada.

A confusão da criança com seu meio é acentuada, já que o que pode diferenciá-la, o Outro — seu interlocutor —, está praticamente ausente de suas interações.

As relações entre a criança e a instituição são de certa forma cristalizadas à medida que os papéis discursivos que cabem a cada um não são reversíveis, ou seja, é a instituição que estabelece o que, como, quando e onde deve ser feito e a criança quem realiza.

Segundo Wallon, o recém-nascido é um ser cuja totalidade das reações precisa ser completada, compensada, significada, interpretada. Incapaz de efetuar algo por si próprio, ele é manipulado pelo Outro e é nos movimentos deste que suas primeiras atitudes tomarão forma.

E na Febem, o que acontece? Como monitoras e atendentes não estabelecem relações com as crianças orfanadas, seus gestos não ganham significado e acabam por desaparecer, gerando crianças como as que foram apresentadas anteriormente. Sem gestos a serem interpretados, como estabelecer relações com essas crianças?

A reciprocidade entre mãe e filho é constituída através da interação, possibilitando dessa forma a diferenciação da criança, que como organismo em constituição está inicialmente unida de modo global ao mundo que a rodeia.

Por meio da alternância de papéis, a criança chega a conhecer o desdobramento entre aquele que faz e aquele que recebe a ação. A criança se afirma principalmente ao se opor ao Outro. Assim é a alternância que permite ao Eu tomar posição frente ao Outro. Se isto não é permitido pela instituição, como fica a criança institucionalizada?

A conclusão é de que para que o fonoaudiólogo possa assumir um papel estruturador da linguagem do Outro — o paciente —, é necessário que ele reconheça na interação a matriz de significação, a origem da linguagem. Ou seja, não basta conhecer a abordagem teórica, é preciso também ter o conhecimento como um saber fazer específico, o saber fazer do fonoaudiólogo que é construído na sua prática, na relação do investigador com o dado (ou do fonoaudiólogo com a criança). Assim, foi necessário que o trabalho institucional fosse analisado para que eu pudesse perceber sua ineficácia e reestruturá-lo.

A análise das díades adulto-criança institucionalizada e mãe-filha possibilitou-me tirar algumas conclusões e negou-me outras. Com certeza posso afirmar que a instituição, tal como estava estruturada na época da coleta de dados, não apresentava condições interacionais propícias ao desenvolvimento da linguagem das crianças ali internadas.

Para que o desenvolvimento da linguagem ocorra, é necessária, como já vimos, a constituição de uma matriz de significação, o que implica, além da criança, um adulto ou mesmo uma outra criança mais velha e portanto interlocutores mais hábeis do ponto de vista lingüístico. Como geralmente os adultos que trabalham na instituição, envolvidos em suas tarefas diárias, não abriam espaço para estabelecer relações sociais com suas crianças, e como os coetâneos, não se constituíam em interlocutores por ainda não se manifestarem como falantes, pode-se com certeza afirmar que a compreensão do alto índice de crianças com retardo de linguagem está em sua condição interacional. Investigar essa condição dentro da história de vida da criança permitiria o levantamento de dados mais precisos sobre a origem de desvios da linguagem. Voltaremos a este tema ao discutir uma proposta diferente de avaliação.

No caso dos adultos, vários fatores interferiram no desenvolvimento do trabalho fonoaudiológico:

Em primeiro lugar, a ausência de um paradigma teórico impediu que eles assumissem o distanciamento necessário para a análise das possibilidades comunicativas da criança e a adoção de uma perspectiva estruturante da linguagem de seu parceiro infantil.

Em segundo lugar, sem esse distanciamento, o lugar do investigador não foi preenchido, levando-os a representar a criança como um fantoche a ser manipulado, ou seja, como um organismo sem vida própria. No caso da díade 2, a ausência de brinquedos na relação diádica, desencadeada pela rejeição da criança aos objetos do mundo, restringiu suas atividades motoras e a possibilidade de serem discretizadas e significadas pelo discurso adulto. Por outro lado, a única forma de obtenção de atenção da criança foi através de contatos corporais, o que favoreceu a permanência da criança em estado de indiferenciação com relação ao Outro. Neste caso, seria preciso criar condições para que a criança agisse sobre o meio físico, condições essas que seriam geradas com o afastamento possível a partir de outra representação da criança institucionalizada, e que levariam à adoção de um papel profissional em detrimento de um papel protetor. Finalizando, a análise das relações diádicas estabelecidas entre adulto e criança com retardo permitiu-me chegar a três conclusões:

1. O trabalho do fonoaudiólogo junto a crianças portadoras de problemas de linguagem precisa ser (re)construído a partir de teorias da linguagem. A prática de uma teoria constitui-se através da reflexão sobre ela, como um lugar de reconstrução e ampliação da própria teoria.

2. É impossível afirmar que a instituição seja a única geradora do alto índice de retardo de linguagem cons-

tatado em crianças orfanadas. Por outro lado, é possível afirmar-se que a instituição, tal como estava estruturada na época da realização da coleta de dados, não apresentava condições adequadas para a constituição do simbólico instaurado pela linguagem. Os prejuízos decorrentes dessa falha ainda precisam ser estudados.

3. Há uma relação direta entre a idade da criança e sua representação como interlocutor empírico pelo adulto. Quanto maior a criança e sua defasagem lingüística, mais difícil para o adulto adotar uma perspectiva que seja estruturante da linguagem do Outro (seu parceiro infantil). Conseqüentemente, é necessário um distanciamento tal do estagiário com relação ao parceiro infantil, que possibilite a adoção de dois papéis simultaneamente: o de interlocutor e o de investigador (interno e externo à interação)[16], para agir profissionalmente e adequadamente junto a sujeitos portadores de problemas de linguagem.

As análises dos dados interacionais das díades estudadas levaram-me a compreender não só que há interações não eficazes do ponto de vista do desenvolvimento da linguagem, bem como a razão de sua ineficácia. Acreditando que esta compreensão seria o ponto de partida para meu objetivo inicial, a construção de uma nova abordagem metodológica em fonoaudiologia, propus-me a dar continuidade à pesquisa em condições mais favoráveis que aquelas encontradas na Febem.

A clínica particular, ao configurar relações profissionais mais estáveis entre paciente e terapeuta, possibilitando o acesso ao meio social e familiar da criança e maior conhecimento das condições de produção do trabalho fonoaudiológico, constituiu-se como o lugar ideal para uma nova coleta de dados. Minha experiência clínica e institucional, aliada ao conhecimento teórico, levou-me a sobrepor ao papel do pesquisador, o de pesquisado. Dessa forma foi montada uma nova díade, intencional e provisória, constituída por mim — como fonoaudióloga — e por uma criança portadora de retardo de linguagem — como paciente.

As conclusões extraídas da análise dos dados me permitirão traçar, no capítulo final, novas diretrizes no sentido da proposta de uma nova abordagem metodológica em fonoaudiologia cujos princípios básicos vão na direção oposta ao que se tem feito na área até o presente momento.

Foi assim que, assumí como fonoaudióloga o papel estruturador da linguagem de M.S., tomando como ponto de partida a visão social de linguagem enquanto atividade que constitui o Outro e o mundo através dos processos dialógicos de especularidade, complementaridade e reciprocidade. Foi privilegiando a natureza intervalar da linguagem e a mobilidade entre papéis que pude entender as várias posições discursivas que o fonoaudiólogo deve assumir para que possa desenvolver interações eficazes do ponto de vista da linguagem.

Capítulo IV

Uma Proposta Alternativa em Fonoaudiologia

No capítulo anterior, foi mostrado que o retardo de linguagem de M.S. está ancorado na representação — derivada da presença de uma fissura unilateral transformamen à esquerda — que sua mãe e seu meio social fazem dela.

O objetivo, neste capítulo, é mostrar como a explicação da gênese e do desenvolvimento da linguagem, instaurada pela perspectiva socioconstrutivista, permite a (re)construção de uma representação diferente do Outro — o paciente — a partir da concepção de linguagem enquanto atividade.

Como foi colocado anteriormente, a visão de linguagem concebida enquanto objeto pela divisão do sistema lingüístico em subsistemas — sintático, semântico, fonético e pragmático — levou a descrições detalhadas dos desvios, gerando como conseqüência a sistematização do déficit, ao mesmo tempo que acabou assentando sobre o mesmo o trabalho terapêutico.

O reducionismo operado pelos exames de linguagem inspirados no estruturalismo favoreceu a representação do paciente como o membro negativo do par, e a do fonoaudiólogo como o provedor, levando à cristalização de papéis e solidificando a construção de uma relação diádica assimétrica. A hierarquização do sistema lingüístico em categorias e subsistemas de complexidade crescente, estruturados a partir da perspectiva da linguagem adulta, inspirou um modelo terapêutico que tem como objeto a instalação de comportamentos vocais entendidos como mais simples — discriminação do som, colocação do som isolado, colocação do som em sílabas (na posição inicial, medial e final de vocábulos), palavras e frases —, para gradativamente chegar à complexidade da automatização, compreendida como a integração do som "trabalhado" à linguagem.

Esse procedimento — ensinar a falar por etapas — apresenta grande semelhança com o processo tradicional de alfabetização usado pelas escolas no ensino da leitura e da escrita. Verifica-se que ambos encontram grande dificuldade na fase da automatização por falharem em seu pressuposto inicial — a idéia de que a simbolização pode ser ensinada.

A mudança de perspectiva vem justamente da constatação de que a linguagem é indeterminada, de que as primeiras palavras são simplesmente recortadas de um esquema interacional e coladas em outro. Por meio desse procedimento de recorte e colagem e com a colaboração de um parceiro interacional mais hábil do ponto de vista lingüístico, gradativamente a criança vai construindo a significação da linguagem e do mundo, constituindo-se como sujeito.

A representação que a mãe faz de seu bebê, concebendo-o como um falante potencial, contribui para que ela atribua à criança papéis interacionais que possibilitar-lhe-ão a realização de sua representação inicial. Assim, o bebê, de personagem do discurso da mãe, passa a ator quando começa a incorporar fragmentos da fala do outro, para finalmente constituir-se em autor de sua própria linguagem.

O mesmo deveria ocorrer na terapia: a representação que o fonoaudiólogo faria de seu paciente o levaria a atribuir-lhe papéis diversificados, a solicitar a sua participação no processo dialógico e, conseqüentemente, a ser co-autor da construção de sua linguagem.

a. Como ficam a avaliação e a terapia?

Para que a mudança de proposta seja efetivada, é preciso que a avaliação da criança pelo fonoaudiólogo contenha os subsídios necessários para a construção de uma representação adequada das possibilidades comunicativas de seu paciente.

Como isto pode ser feito?

Em primeiro lugar, a partir de entrevista não diretiva, solicita-se aos pais que coloquem a razão de buscarem um especialista em linguagem. O ideal seria gravar essa entrevista por dois motivos: não interromper o fluxo das informações com anotações escritas e poder usar o discurso dos pais como parte da análise da representação que os mesmos fazem de seu filho enquanto "falante". A queixa dará origem ao levantamento da história nosológica (se houver indícios de que alguma patologia possa estar na origem da queixa) e/ou da história desenvolvimental (se houver indícios de alterações no processo de desenvolvimento neuropsicomotor). No entanto, a queixa e as histórias são apenas o prefácio do levantamento da história interacional, ou seja, de como alterações na saúde ou no desenvolvimento tiveram alguma interferência direta no processo de desenvolvimento da linguagem da criança — por exemplo: uma doença da criança pode levar seu interlocutor privilegiado a interromper/modificar os jogos interacionais que recortam as faces do objeto lingüístico, retardando/alterando sua constituição — ou indireta, através da constituição de uma representação do Outro, tal como discutida anteriormente.

Em segundo lugar, levantando a condição interacional da criança — sujeito da terapia fonoaudiológica — na relação com seu(s) parceiros(s) habitual(ais) — mãe, babá, avó, irmãos, enfim, aquele(s) com o(s) qual(is) a interação dialógica acontece com maior assiduidade.

Por condição interacional entende-se o levantamento e a análise das atitudes comunicativas da criança. Que formas gestuais, vocais e ou orais são (ou não) utilizadas na interação com o(s) outro(s)? Se a criança interage através de contatos oculares, acompanhados ou não de gestos corporais e vocalizações, sua forma de interagir é o ponto de partida que permite representá-la como falante virtual. Esse levantamento inicial da condição interacional do "paciente" pelo fonoaudiólogo tem como objetivo a construção do pano de fundo do que virá a ser a história interacional de ambos.

Em terceiro lugar, construindo o perfil lingüístico da criança ou a descrição de sua linguagem e dos desvios ou os chamados "distúrbios" de linguagem, entendidos aqui apenas como indícios do processo de subjetivação da criança pela linguagem. Com o distanciamento que o papel de "interlocutor-observador-investigador" e o conhecimento científico de uma teoria da linguagem propiciam, o fonoaudiólogo pode descrever os "desvios" e assentar sua representação sobre a interpretação dos mesmos com relação às potencialidades comunicativas da criança.

Por outro lado, como sua interpretação acontecerá no decorrer do processo terapêutico-dialógico, a avaliação de linguagem — entendida enquanto possibilidade de relacionar efeito e causa, parte e todo — só será possível ao término daquele processo.

Dessa forma, o diagnóstico readquire seu papel de encerramento do trabalho do profissional, e a avaliação no sentido tradicional de levantamento de falhas sobre as quais irá se assentar a terapia deixa de ser viável na abordagem que está sendo proposta.

b. O papel do terapeuta

As contribuições advindas da teoria da enunciação permitem a compreensão e a construção do papel do fonoaudiólogo na dialogia terapêutica. Dissemos anteriormente que, para que o fonoaudiólogo possa assumir o papel estruturador da linguagem de seu parceiro, é preciso que, além do papel de interlocutor, ele também ocupe o de investigador. Isto não significa uma sobreposição de papéis, o que seria inviável, mas sim a alternância da primeira e da segunda pessoas (eu-você) de um lado, e a terceira(ele), de outro.

Assumir a perspectiva do investigador implica ocupar o papel de terceira pessoa, ou seja, daquele que está fora da situação interacional, e que de seu lugar privilegiado adota simultaneamente os lugares das três pessoas discursivas. No caso deste trabalho, essa terceira pessoa — o fonoaudiólogo — ocupa três níveis diferentes:

O primeiro é interno ao discurso e ocorre quando o fonoaudiólogo/interlocutor se afasta da interação em curso, analisa e interpreta os indícios que a fala da criança apresenta e aproxima-se novamente para constituir-se como co-autor da linguagem da criança.

O segundo é externo ao discurso e ocorre quando o fonoaudiólogo/observador vê e ouve, através das gravações em vídeo, a ambos os interlocutores, reatualiza sua história interacional e analisa a eficácia das estratégias dialógicas.

O terceiro é também externo ao discurso e ocorre quando o fonoaudiólogo/investigador sistematiza o que fazem a terceira pessoa/observador e a terceira pessoa/interlocutor, constituindo-se em autor de uma nova proposta terapêutica em fonoaudiologia.

c. A terapia

Uma vez determinado que a interação dialógica é o *locus* da avaliação e terapia, e que a unidade de análise é a própria interação, deve-se explicitar de que forma estruturar a linguagem enquanto atividade. De acordo com De Lemos, os três processos responsáveis pela construção da significação — a especularidade, a complementaridade e a reciprocidade — são os regentes do diálogo. A análise de como esses processos estão sendo utilizados na construção da significação pela criança indicam como o fonoaudiólogo deve estruturar sua linguagem, a fim de poder ser co-responsável por esse processo.

A terapia inspira-se ainda nos trabalhos de outros autores tais como Perroni, que fala sobre o desenvolvimento da narrativa, e Lier. Nos deteremos neste último, tendo em vista o detalhamento com que discute e analisa a construção conjunta — adulto/criança — das várias faces do objeto lingüístico por meio dos jogos interacionais.

Segundo a autora, a estrutura dos jogos é caracterizada por dois tipos de movimento, chamados de mecanismos de simetrização e assimetrização, responsáveis pela transformação do objeto de permuta em objeto de conhecimento.

Assim, o jogo é definido como o conjunto de ações específicas da díade sobre um determinado objeto ou face desse objeto, cujo estatuto comunicativo, lingüístico e cognitivo está sendo negociado.

A autora observa o aparecimento de cinco tipos de jogos diferentes, que se alternam no trabalho sobre as várias faces do som da fala:

1. *Jogo Rítmico:* é o primeiro recorte no contínuo da comunicação. Promove a marcação temporal, indicando

que o som da fala deverá ser inserido dentro de uma pulsação específica.

2. *Jogo de Nomeação e Jogo de Reconhecimento de Objetos:* recortam os contínuos sonoro e experiencial, desenvolvendo as faces auditiva e articulatória do som da fala.

3. *Jogo Fonético:* desenvolve o trabalho de síntese das duas dimensões do objeto fonético, o supra-segmental e o segmental.

4. *Jogo Fonológico:* representa o momento de integração entre as faces rítmica, articulatória e auditiva do som da fala, na combinação arbitrária dos segmentos lingüísticos, e o momento da construção da síntese paradigmática e sintagmática do objeto lingüístico.

Segundo a autora, no início do processo de aquisição de linguagem (em torno dos 8 meses) há uma dominância alternada de cada um dos jogos, passando para a dominância de uma forma de jogo sobre a outra. A alternância então se transforma em concomitância, quando as faces discretizadas do objeto lingüístico começam a ser analisadas e articuladas entre si, compondo unidades arbitrárias maiores. Surgem aqui os primórdios da narrativa infantil ou o chamado "jogo de contar", anterior ainda às protonarrativas[17].

Dentro do discurso estão unidades menores — os recortes — delimitadas pelas ações dos parceiros interacionais sobre um mesmo objeto ou face desse objeto. O que está sendo negociado pelo par pode ou não ser simetrizado, gerando os ajustes que significam o desconhecido ou transformam o já conhecido. Dessa forma, o fonoaudiólogo simboliza o mundo para o Outro, agindo sobre ele e sobre si próprio por meio da linguagem que reverte esse mesmo mundo na instauração de um novo conhecimento.

Em realidade, a prática fonoaudiológica assenta-se sobre dois pilares: de um lado, as possibilidades comunicativas da criança — o "paciente" — e, de outro, o poder estruturador da linguagem de seu interlocutor — o fonoaudiólogo. Isto quer dizer que não basta ter uma teoria de linguagem para compreender o significado das marcas subjetivas deixadas pelo sujeito em sua linguagem. É necessário que o mesmo paradigma avalie o papel estruturador da linguagem do fonoaudiólogo em sua interação com o paciente.

d. A construção de uma prática fonoaudiológica

Durante o período de observação inicial de M.S.[18], foram coletados os dados que permitiram concluir pela necessidade do trabalho fonoaudiológico e que serviram como ponto de partida para essa interação inicial.

O par interacional formado por fonoaudiólogo e criança com retardo, neste caso, caracteriza-se por um interlocutor aprendiz, cujo sistema comunicativo lingüístico é constituído por gestos e vocalizações e por um interlocutor mais hábil. Cada um partilha precariamente do sistema comunicativo do outro.

O objetivo inicial do fonoaudiólogo é negociar a maior

eficiência da linguagem oral sobre a gestual, do ponto de vista comunicativo. Para isso, ele se apresenta como um interlocutor eminentemente verbal, que privilegia a linguagem como forma de interpretação das ações de seu parceiro infantil. Além da concomitância entre a sua linguagem e a ação da criança, a saliência de sua fala é promovida por uma intensificação dos traços prosódicos em nível supra-segmental[19].

Exemplo 1:

(criança brincando com posto de gasolina)

Põe o carro,
isso aí,
empurra, isso!
Pera lá, senão ele cai, menina!
Ih! deu uma trombada!
Agora põe ele lá, isso! E enrola.
Põe ele aí! Isso! aí, aí, aí!
Tá bom, chega.
Pera, assim ó, assim.
Agora enrola aqui!
vai...
Isso! agora ele sai, ó!
Vai! olá! saiu o bibi!
Opa!
Vai lá, não enrolou?
Deixa vê!
Aqui. ó, pronto!
Pronto, já enrolou.
O bibi já saiu!

(M.S. 2;07;01)

A estratégia utilizada acima pelo fonoaudiólogo — descrever as ações da criança — não foi observada nas interações estagiárias-crianças da Febem, considerando-se a cristalização de papéis das díades, ocasionada ora pela passividade da criança, ora pela posição da mesma, sempre no colo de seu interlocutor.

O sistema comunicativo gestual da criança, quando passível de interpretação, não só é traduzido lingüisticamente pelo fonoaudiólogo como repetido de forma marcada pelo trabalho em nível segmental e supra-segmental (identificado abaixo pelo uso do grifo). Vejamos o exemplo 2.

Exemplo 2:

*Cê tá desenhando a **bolinha**, M.S.?*	(apaga a lousa)
Ahn?	(desenha uma bolinha)
Que é isso?	
	a + (gesto indicativo realizado com a aproximação do polegar e o indicador)
*Uma bola **pequenininha**, é?*	
	mai (desenha algo semelhante a bola)
*Mais **boa**, outra **bola**?*	
	(mesmo gesto de pequeno)
***Pequenininha** também, é?*	
	(gesto afirmativo de cabeça)
	(apaga a lousa)
*Pagô, acabô a **bolinha**.*	
*Acabô a **bolinha**...*	

(M.S. 2;07;01)

A repetição do vocábulo ou vocábulos pode ser entendida como uma forma específica do uso do processo dialógico de especularidade, no caso — especular ao gesto e ao desenho, duas outras formas de comunicação utilizadas pela criança. Já a repetição sistemática de vocábulos indicativos de ação e de objeto tem como objetivo recortar algo do contínuo experiencial que está sendo vivenciado pelos interlocutores, a fim de propiciar a construção pelo aprendiz. Além disso, a criança é solicitada, ora ostensivamente, ora por intermédio de perguntas, a se utilizar da fala através da forma "fala x".

Exemplo 3:

(brincando de dar banho na boneca)

Tá lavando o quê?

                        (M.S. tem sua atenção voltada para a atividade de lavar a boneca. Nem olha para F.)

Que que cê tá lavando?
Hum?
Tá lavando o bumbum?
O pé, a mão... que cê tá lavando, hein, menina?
(cutucando M.S.)
Tô falando com você!
Tô perguntando cê tá lavando o quê?

                        (olha para F.)

Qué responder, faz favor, ahn?

                        (olha para a boneca)

Tá lavando o quê?
Ih! num fala!

                        a, *a, a, a*

Que cê tá lavando?

                        a

O pé?

(gesto afirmativo de cabeça)

Então fala: o pé, né!

pé

(M.S. 2;07;10)

A interação é simetrizada na especularidade em nível segmental e supra-segmental. Seu parceiro exige respostas verbais, a ação por si só não é aceita como forma de comunicação. A afirmação do fonoaudiólogo *Ih! num fala!*, em resposta ao silêncio da criança, é uma estratégia dialógica utilizada com o objetivo de criar o conflito e levar a criança a ser verbal. Neste caso, sua eficácia pode ser observada não só no final do exemplo, como também na continuação do diálogo, mostrada no exemplo abaixo.

Exemplo 4:

(passados alguns minutos, M.S. está lavando outra boneca)

Tá lavando o quê?
(com voz mais forte)
Tá lavando o quê?

mão

Ah, bom! Agora eu escutei né?
E agora?

é

o pé

(M.S. 2;07;10)

Outra estratégia usada pelo fonoaudiólogo para que a

criança responda a sua pergunta é a reformulação prosódica de seu enunciado anterior. Esta estratégia não pode ser compreendida sem que se analise a seqüência anterior, onde a mesma foi gerada, a partir da observação do comportamento comunicativo de M.S. às suas perguntas.

Na realidade, é uma abreviação dessa seqüência de perguntas. A última emissão do fonoaudiólogo, quando reformula a emissão anterior de seu interlocutor, assemelha-se em forma àquela utilizada pela mãe e descrita no capítulo III. Há uma articulação mais exagerada da palavra para favorecer a síntese entre o objeto acústico e o objeto articulatório, recortados da situação interacional.

Exemplo 5:

          (com a bonequinha na mão)
          um, ma, í, ó

Que que tem aí?
O nenê? É o nenê, é?
(pegando o fogão)
Ó

          o?ão[20]

O fogão?

          o?ão

É o fogão? é?

(M.S. 2;07;01)

Como vimos anteriormente, todo e qualquer enunciado ou vocalização da criança é interpretado e retomado pelo fonoaudiólogo, que ao reformulá-lo propicia a seu parceiro ver fora de si o que produziu, para poder agir sobre isto como objeto externo, desligado de si próprio.

Note-se que, dentro de uma mesma sessão de terapia, a criança vai gradativamente ajustando seu comportamento verbal ao que lhe é solicitado pelo fonoaudiólogo, permitindo a este que adote outras formas estruturadoras do diálogo.

No exemplo abaixo, a emissão da criança é reformulada quando compreendida, e quando não é, há uma solicitação de complementaridade.

Exemplo 6

Outro nenê.

ó,ó,ó

Esse nenê tá de roupa, tá?

(pegando a chupeta do nenê)
um pá pá pá

Tá de chupeta.

(tocando o outro nenê que está sem chupeta)
um pá pá pá

É a chupeta.

ó

É a chupeta, M.S.

im, im, im, é

Ahn? Que que tem o nenê, hein? M.S., fala pra mim o que foi que você falou?

(M.S. 2;07;01)

Pode-se observar também que a abordagem dialógica contrapõe-se à terapia tradicional pelo fato de sua construção ser determinada pelo processo interacional e não a partir de um planejamento prévio de ações que serão desencadeadas junto à criança. No exemplo acima, a criança recorta a chupeta do nenê através da emissão: "um pá, pá, pá" e o fonoaudiólogo tematiza o recorte. É importante ressaltar que quem recorta, neste momento, é a criança e não o fonoaudiólogo, que, ocupando também a posição de observador interno à interação, pode "aproveitar" o recorte, contrapondo uma outra forma fonológica ao "pá, pá, pá" da criança.

Para que o trabalho do fonoaudiólogo possa ser realmente efetivo, este tem de estar atento às respostas da criança, aproveitando-as sempre que possível para generalizar conceitos e conhecimentos construídos pela linguagem.

No exemplo seguinte, como resposta ao ato de contar objetos proposto pelo adulto, a criança imediatamente responde pareando os números com os dedos, o que mostra que tal conhecimento pode ser expandido na situação interacional.

Exemplo 7:

Aqui, M.S. olha,
dois ó.
(tocando cada pecinha)
Um, dois.

                                   é

É dois? é dois? é?

                         (mostrando dois dedos)
                         a, um

Isso! um, dois. (tocando os
dois dedos de M.S.)

                              e, e

Um, dois. (tocando as pecinhas)

um, um (apontando as pecinhas)

Um e dois.
E isso aqui?
(tocando os olhos de M.S.)
Num tem dois? ó, um, dois.

(gesto afirmativo de cabeça)

Ó, um, dois.
(tocando seus olhos)

um, o (tocando seu olho e o nariz e a seguir a orelha)

Aqui tem dois. (orelhas)

(toca suas orelhas) *um, um*

E aqui? (nariz)

um (toca seu nariz)

Aqui só tem um. (mostra um dedo)

um

E aqui? (boca)

um

Só tem um. (mostra um dedo)

mão

E esse aqui? (mostrando as mãos)

mão

E esse, mão?

mão

Mão.
Tem dois, ó, um, dois.
Num é?

(M.S. 2;07;01)

A criança já sabe que para interagir com seu parceiro não basta ser gestual, precisa ser verbal também. Agora o fonoaudiólogo tenta negociar a inteligibilidade de sua emissão, utilizando para isso a contraposição de seu enunciado ao enunciado anterior da criança.

Isto é feito através da apresentação da palavra em forma interrogativa, a fim de solicitar primeiro sua confirmação pela criança para, a seguir, reapresentá-la, propiciando a integração da forma fonológica da palavra, como se pode observar no exemplo a seguir.

Exemplo 8:

(M.S. desenha uma bola na lousa)

                                         (aponta para o desenho na lousa)

Que que tem aí?
Que que tem aí?

                                         ei

Que tem aí?

                                         ei (com mais força)

A bola?

                                         (gesto afirmativo de cabeça)

É a bola? A bola, é?
A bola, a bola!

(M.S. 2;07;10)

Note-se que a criança reformula seu enunciado anterior em nível prosódico como forma de resposta à questão colocada pelo fonoaudiólogo. Ao enunciar a forma fonológica do objeto lingüístico sobre o qual ambos estão operando, com a curva entonacional de pergunta, o fonoaudiólogo solicita a confirmação por parte da criança e ao mesmo tempo apresenta a forma fonológica adulta, confrontando-a com a anteriormente produzida pela criança. Deseja com essa estratégia dar à criança condições para que compare sua emissão e a dela, possibilitando a gradativa integração da forma fonológica usual.

Outra estratégia, que pode ser observada neste mesmo exemplo, consiste no endosso do fonoaudiólogo ao seu próprio enunciado anterior — "a bola, a bola!" — como forma de simetrizar a interação, já que a criança não pode fazê-lo. Convém lembrar que, em situações dialógicas semelhantes, a mãe de M.S. iniciava o procedimento de "ensiná-la" a falar, o que terminava por levá-la ao silêncio.

A sensibilidade do fonoaudiólogo aos comportamentos comunicativos da criança é o que lhe permite, muitas vezes, reestruturar sua estratégia a fim de possibilitar a simetrização pela criança e sua conseqüente constituição de novos conhecimentos sobre o objeto lingüístico. No exemplo a seguir, pode-se observar por meio do comentário metapráxico[21] do fonoaudiólogo as posições discursivas, de primeira, segunda e terceira pessoas, que a mesma ocupa no diálogo com M.S.

Exemplo 9:

(olhando para a tampa da caixa de um brinquedo)

Tem uma menina.
                           a
Um menino.
                           um
E esse que é?
                           a
Ah!
                           a
Uma menina!
                           a
Menina.
                           a

Ó menina.
Nenê, nenê.

                iêiê

Nenê é mais fácil, né?
Nenê!

                iêiê

Outro nenê!

                iêiê

Outro nenê.

(M.S. 2;07;10)

A criança incorpora gradativamente a relação entre seus comportamentos verbais e a zona onde são produzidos, sua boca. No exemplo abaixo, ao repetir o que falou para o irmão, acompanha o enunciado "táu", olhando para o interlocutor e apontando com o indicador a boca, com a visível intenção de lhe comunicar a tentativa de aproximar seu enunciado do enunciado anterior do adulto.

Quando dedilha o disco do telefone, acompanha seu gesto com vocalização cuja entoação é especular à usada anteriormente pelo fonoaudiólogo, ao cantar os números do telefone que discava.

Exemplo 10:

(falando ao telefone de brinquedo após ter visto F. fazer o mesmo)

                u, ma, ma, mamãe

O quê?

                tiá

Cê vai falar com a mamãe?

                (dedilhando o disco do telefone)
                um, um

<u>um, um, um, um</u>
Pronto.

<u>fala ali</u>, ali.
Oi!

Falá com o irmão?

Mandou beijo e falou tchau só?
Falou com o irmão?

Manda um beijo!

Isso!

Cê falou tchau? Muito bem!

um, um, um, um

mamãe
imão

mão

Mão? (som de beijo)?au

?iau!

(faz o som de beijo)

(virando o rosto para F. e apontando a própria boca)
mão, a ,?au!

(M.S. 2;07;24)

A possibilidade que a criança mostra de simetrizar novos comportamentos não só em nível da emissão como também de pontos articulatórios leva a um ajuste por parte do fonoaudiólogo, que, tendo como um de seus objetivos o trabalho com a forma fonológica dos vocábulos, passa a utilizar a estratégia de solicitação da emissão no ponto articulatório adequado. Essa estratégia obtém bons resultados, como mostra o exemplo abaixo.

Exemplo 11:

(M.S. desenha e vai dando as canetinhas para F. até que fica sem nenhuma)

Agora você pede pra mim.
Qual você quer?

                    (estende a mão para pegar caneta)

Não, tem que pedir, como é que fala?

                    ô

Não, que ô, fala dá!

                    iá

Dá um.

                    um

Dá um.

                    um

Dá um.

                    um

Dá.

                    um

Dá.

                    a

Dá.

                    a

Aqui ó! (mostrando ponto articulatório)
Dá.

                    a

A língua aqui em cima.
Dá.

                    dá

Um.

                    um

Isso!
Qual que você qué? Pega um!

                    (pega uma caneta)

O vermelho!

                    (olha para F. e coloca a língua)
                    dá

Dá.

                    á

Um.

Qual?	*um*
O verde!	
	dá
um	
	um
Qual?	
	ei
O laranja!	
	dá//um
Qual? O marrom?	
	dá/um
Qual? O amarelo!	
	dá um
O preto!	
	dá um
O rosa!	
	dá um
O roxo!	
	dá um

(M.S. 2;08;07)

Logo a seguir, como pode ser observado no exemplo abaixo, M.S. propõe a reversibilidade de papéis, outro ponto importante da terapia. Aqui, como em todos os jogos interacionais, não há papéis predeterminados, não há fonoaudiólogo e criança, mas sim parceiros empenhados em atividades conjuntas de construção da linguagem e do conhecimento. Pode-se observar novamente a ocorrência de comentário metapráxico, indício das mudanças de posição discursiva do fonoaudiólogo.

Exemplo 12:

(quando terminam as canetas)
Ah! (lamentando-se)

                        (dá uma para F.)

Ah! Obrigada!
Senão eu fico sem nenhum, né?

                        é

Aí eu fico, né sem nenhum...

                        (mostra os dedos)
                        i, é

Cinco você tem?
E eu só tenho isso?

                        (gesto afirmativo de cabeça)

Malandrinha! Você tem muito mais do que eu!

                        (aponta para F.)
                        cá, u, a
                        (apontando para o ponto articulatório do /d/)
                        Dá.

Dá
Ah! Pra eu fala dá.
Dá um, obrigada!

                        (estende uma caneta)

                        u, i (apontando para ponto articulatório)

Dá.

                        (estende outra caneta)

Brigada!

                        i, iá

Dá um!

                        (estende outra)

Brigada!

(M.S. 2;08;07)

A oralidade está negociada e simetrizada na medida

em que a criança responde às perguntas através do uso de vocalizações. Mas estas ainda estão longe de se caracterizarem como linguagem, uma vez que é preciso que, antes, elas se transformem em vocábulos. Assim, as onomatopéias são de um lado simetrizadas pela especularidade, ao mesmo tempo que a forma fonológica esperada é apresentada.

Exemplo 13:

Quem é esse?

ó

Quem é esse?

mais

Quem é?

(balança a cabeça)

u, u (batendo a mão na boca imitando índio)

O índio?

(gesto afirmativo de cabeça)

U, u, u (imitando o barulho do índio)

ã

O índio, né?

(M.S. 2;07;24)

Um dos jogos interacionais preferidos pela criança nesta fase da terapia consiste em parear objetos pela cor. Tem início com a criança pegando dois objetos da mesma cor e apontando para o fonoaudiólogo a similaridade entre eles.

Sua ação é verbalizada por seu parceiro, que com isso

tem a intenção de significar o jogo lingüisticamente. No exemplo abaixo, este jogo tem início mais uma vez, com a expectativa da criança de que o fonoaudiólogo o simetrize, repetindo a rotina conhecida. Mas, com a intenção de que um novo conhecimento seja constituído, o fonoaudiólogo cria o conflito, fingindo não entender o que a criança quer lhe comunicar vocalmente, assimetrizando a relação e solicitando oura forma de resposta verbal.

Percebendo que a simetrização só será possível com sua ajuda, o fonoaudiólogo apresenta partes do enunciado esperado, que por sua vez a criança complementa. Novamente trata-se de uma estratégia diferente da usada pela mãe, em sua tentativa de fazer a criança falar.

Aqui, o fonoaudiólogo pede ostensivamente que a criança fale!

Exemplo 14:

(apontando para dois objetos da mesma cor)
                                    a, a, a? a
Que que tem esse e esse?
                                    u (apontando um e outro)
Que que é?
                                    u
O quê?
                                    u
O quê?
                                  a, a (pega os dois objetos da mão de F.)
Tô vendo, fala!
                                  ó
Fala, então!
                                  ó

O que que você tem que falá?

Não sei o que é isso, fala.

ó

(põe um objeto dentro do outro e encosta na boca de F., que finge beber)

Fala, o que que você qué falá pra mim?
(pega os dois objetos)
Esse . . .

um

É igual

iáu ei

Ah, bom! Muito bem!

(M.S. 2;07;24

A linguagem do interlocutor mais hábil não somente tem um papel estruturador como também regulador das atividades de seu parceiro interacional.

No exemplo abaixo, a ação que a criança realiza é modificada a partir do aparte do fonoaudiólogo.

Exemplo 15:

(F. coloca a boneca sentada na poltrona)

Aí chega a visita e senta aqui assim e fala: 'Boa tarde M.S., você tá boa?'

(tira a boneca da poltrona e coloca no chão)

Vai sentá no chão?

(gesto afirmativo de cabeça)

Coitada!

	(coloca a boneca de volta na cadeira)
Ah! Aí ela fica melhor, né?	

(M.S. 2;07;01)

A todo momento o fonoaudiólogo deixa claro que não basta nomear os objetos, é preciso que se fale sobre os mesmos.

Nessas ocasiões, a interação fica assimetrizada, mas é da alternância entre simetrizações e assimetrizações que novos conhecimentos lingüísticos são constituídos.

Exemplo 16:

	a
Ahn? Que que foi que cê falô?	
	iá
O quê?	
	(colocando a mão no assento da cadeira)
Que foi a cadeira?	
Que que tem a cadeira?	

(M.S. 2;07;10)

A indeterminação da linguagem pode ser claramente observada no exemplo abaixo, onde o vocábulo "mamãe" aparece como marca de um jogo interacional, não tendo a mesma conotação do vocábulo adulto. Por outro lado, este mesmo exemplo mostra que a linguagem nada tem a ver com a possibilidade articulatória, confusão gerada pela interpretação dos dados como evidência, feita pela terapia fonoaudiológica tradicional. Solicitada a repetir sons, a criança o faz sem dificuldades, embora não os utilize a todos em seus enunciados.

Exemplo 17:

(brincando com os soldadinhos e indinhos)

mamãe, mamãe, mi,
mamãe, mamãe, mamãe,
mamãe i mamãe, mamãe,
mamãe, pé, mua, mãe

Fala assim ó: A

A

E

E

I

I

O

O

U

U

Isso! muito bem! (bate palmas)
Muito bem! (bate palmas)

ó

ó

um, é (aponta para F., para si mesma e outra vez para F.)

Você e eu?
Eu?

não, é (aponta para F.)
um, um

Ah! Você faz e eu falo?

ó

Ó

	não
não?	
	não
	ó
Ó	
Agora você.	
	ó
	pá
Pá	
	mas
Mas	
	essi
Essi	
	iá
Iá	
	não
Não? Num é pra você falá e eu repetir?	

(M.S. 2;07;24)

É importante salientar, ainda com relação ao exemplo acima, que a participação efetiva de M.S. nos jogos interacionais da díade mostra que ela já percebe que o discurso do fonoaudiólogo tem objetivos que o diferenciam dos discursos de seus outros interlocutores habituais.

Assim, na segunda parte do exemplo acima, M.S. tenta inverter os papéis e solicita que o fonoaudiólogo repita seu comportamento verbal anterior. Nessa tentativa de mudança de perspectiva, cruzam-se sua perspectiva e a do Outro, mostrando a dificuldade de M.S. em lidar com as várias posições discursivas que só a linguagem instaura.

Num outro momento, M.S., embora não simetrize o diálogo através do processo de especularidade, mostra ser capaz de fazê-lo pela complementaridade. A sensibilidade do fonoaudiólogo em captar esta outra forma de simetrização leva-o a ajustar-se, ao mesmo tempo que reafirma a validade das estratégias dialógicas que vai utilizando.

Exemplo 18:

(estendendo uma latinha de brinquedo)
       ó
Que que tem aí?
       ó, ó
Que que é isso?
A lata de feijoada!
É feijão.
       pá papá
É feijão pra papá.

(M.S. 2;07;24)

Já neste outro exemplo, a onomatopéia, além de vir acompanhada pelo nome que designa o objeto, é explicitada como tal pelo fonoaudiólogo. Aqui sua estratégia é partilhar com a criança o conhecimento de que o vocábulo e a onomatopéia são dois objetos lingüísticos semelhantes, porém diversos.

Exemplo 19:

       pa papai
Ahn?
       papai (apontando os brinquedos)
Que que tem o papai?

Péra
Essa é a porta...

                    au au
                    a (ruído estalo língua)
O cavalinho?
O cavalinho?

                    é, i
O cavalinho aqui, ele faz
assim ó! (imita o cavalinho)

(M.S. 2;07;24)

M.S. já mostra não só ter simetrizado o fato de que sua resposta além de verbal deve ser próxima à forma fonológica de seu parceiro interacional, como também é capaz de reconhecer que o mesmo objeto pode ter formas fonológicas diferentes.

Exemplo 20:

Péra! Quedê aquele pauzinho, hein?
                    pau?
É, aquele pau amarelo!
                    tá í
Ah!

(M.S. 2;07;24)

Quando a especularidade é usada como forma de simetrização pela criança, o fonoaudiólogo repete várias vezes, sendo especular a seu próprio enunciado e reformulando o de seu parceiro, com vistas a salientar a forma fonológica que quer negociar.

Exemplo 21:
Que nós vamos fazê com dois pôstos? Dois póstos?

Póstos.

pó

Póstos.

pó

Póstos.

pó

Póstos de gasolina.

pó

Póstos de gasolina.

pó ia

(M.S. 2;07;24)

O fonoaudiólogo vai tornando, gradativamente, mais explícita a negociação do objeto fonológico adulto. Na sua reformulação, a criança só é capaz de modificar os traços prosódicos de seu enunciado anterior. O fonoaudiólogo assimetriza a interação com a não aceitação do enunciado da criança.

Exemplo 22

u,u,u,u,é

O quê? Não entendi.
O que você falou?

(aumentando o volume)
u

U, o quê?

(no mesmo volume)
ô

O que que é isso? Fala! ahn?

(M.S.11/06/87 - 2;08;07)

Agora o fonoaudiólogo, além de nomear os objetos recortados do contínuo experiencial, fala sobre eles, situando-os no mundo da criança. A negociação vai, portanto, do comportamento gestual para o vocal, do vocal para o verbal e do verbal para o lingüístico.

Exemplo 23:

          (mostrando a F. uma caixinha de sabão em pó)
          ó

A esponja!
Pra tomar banho
          (esfrega a esponja no corpo)
(M.S. 2;08;07)

O desenvolvimento da linguagem de M.S. não caminha hierarquicamente do gesto para a palavra, e desta para a frase, como se fossem etapas a serem ultrapassadas. O que se observa é uma passagem gradativa do gesto de figura para fundo e a palavra tomando o lugar de figura.

Esse comportamento gestual ainda acompanha suas emissões e há uma alternância entre fases já simetrizadas.

Exemplo 24:

          u, i (mais gesto com a mão)
Que que você qué?
          (gesto com a mão)
Pequenininho?
          (gesto afirmativo com a cabeça)
Pedaço pequinininho?

	é
É?	
	ó
Que que tem?	
	ó
Que que é?	
	ó
Que que foi?	
	um, ó
Que que tem?	
	ó
Tá duro? tá duro?	
	(gesto afirmativo com a cabeça)

(M.S. 2;08;07)

Os jogos dramáticos, propícios para a emergência das onomatopéias, ocorrem apenas no momento inicial da terapia, sendo sua substituição ostensivamente negociada pelos jogos de nomeação, considerando-se sua inadequação para a fase de desenvolvimento em que está M.S..

Exemplo 25:

E o que que é isso aqui?	
	(estala a língua imitando o barulho do cavalo)
(estala a língua negando)	
É cavalo!	
Que (som do cavalo)!	
Cavalo, Cavalo.	
	um
Ah! Que ahn? Vai, tenta falá!	
Ca . . .	
	ca

...va...

..li..., isso!

i

(M.S. 2;09;05)

Nas seqüências interacionais em que a criança responde ao jogo de nomeação, ou seja, quando este é simetrizado, o fonoaudiólogo introduz o jogo fonético/fonológico, que possui características próprias. Neste jogo, recorta-se para a criança o vocábulo que está sendo negociado e a seguir trabalha-se no ponto articulatório de cada segmento lingüístico.

Exemplo 26:

	ó
Olha!	
	papai, gau e?i (= esse)
Papai tem um desse?	
	é
Tem?	
Que que é isso? É uma moto.	
Moto.	
	é
Moto.	
	(gesto afirmativo de cabeça)
Moto	
	ô
Ó mó	
	ô
Mó...	
	mó
...to	

...to

ô

...to, com a língua aqui em cima.

ô

...tô

ô

...tô

ô

Ih! Moto.

ô

...moto.

a

(M.S. 2;09;05)

Note-se que agora M.S. já apresenta enunciados maiores que um vocábulo, embora ainda sejam partes de esquemas interacionais não analisados. O exemplo a seguir mostra que, na tentativa de narrar fatos, são poucos os enunciados formados por mais de um vocábulo, ou seja, a maioria contém apenas mais de uma sílaba, que funcionam como marcadores de espaço. Por outro lado, o enunciado do fonoaudiólogo: " e aí?", operador típico da narrativa, elicia, como resposta, uma proto narrativa, com a entonação característica de relato (Perroni, 1983), mas ainda vazia do ponto de vista de conteúdo formal. Esta é mais de uma das produções de M.S., que indicam a evolução do processo terapêutico.

Exemplo 27:

Aonde você vai hoje?

ô u ieiê, u a, um, um ré

Ahn?	
	ô, u ieiê um um arrá
Cê vai com o nenê aonde, vai levá o nenê no médico?	
	é
É? Ou vai levá o nenê passiá?	
	iêiê au u oói
Tá com dodói?	
	é
Coitadinho! Aonde que ele tem com dodói.	
	e u, ê (aponta as costas)
Nas costas?	
	é
<u>*Ah! coitado M.S. e aí?*</u>	*i, um, au, um, um, au, tau, um, um, tá, um, um (rí)*
Bôba! cê num tá... tá me enrolando viu? Num tá falando nada! Eu aqui prestando atenção pra vê se eu entendo e você tá inventando...	

(M.S. 2;09;05)

Nem sempre a negociação atinge seu objetivo. No exemplo a seguir, o fonoaudiólogo tenta, a partir do enunciado da criança, negociar a forma fonológica adulta, com base na interpretação da forma fonológica da criança. No entanto, sua estratégia não dá resultado, ou seja, a criança não lhe é especular, porque seu enunciado é um bloco sincrético que caracteriza o jogo interacional que está em curso.

Exemplo 28:

	oi, ca, cáu
Caiu?	
	é
Caiu!	*cáu*
Ih! Meu Deus do céu, caiu tudo!	
	cáu
Põe em pé, fica de pé, letrinha!	
	cáu
Ó esses aqui ficam em pé, ó!	
	cáu
	em pé.

(M.S. 2;09;05)

O mesmo pode ser observado neste outro exemplo, em que fonoaudiólogo e criança estão brincando com letras plásticas, cuja base permite que fiquem em pé. Após o fonoaudiólogo ter recortado este fato para a criança, através do enunciado: "ih, esse não fica de pé...", esta lhe é especular inicialmente, e depois utiliza o enunciado "em pé" para marcar o jogo todo.

Exemplo 29:

Que nós vamos fazer com tudo isso?
                              im,i
Que que é isso, um túnel?
                              ma, em
Ahn?
                              au ei (= igual a esse)
Ih, esse não fica de pé, só esse!

Aqui, ó	
	ei em pé, ó
É, esse ja caiu, tava de pé, ó	
Caiu, vou pôr de novo	
	ê, ê, iá, *em pé*
Esse tá em pé, ó	
	em pé
Vai cair, vai dormi, hein?	
	am pé *é, ei em pé* *am pé*
Ahn? Será que fica em pé? *Assim, esses mais largos que ficam* *em pé, ó,ó.*	
	é
Esse ó, esse... tem um que é muito *fininho num fica, esse...*	
	em... *ei não*
Esse não, esse não fica em pé.	
	essi, em pé
Esse fica.	
	a, u
Viu?	
	é *em pé* *em pé*
Isso!	
	em pé
Em pé	
	em pé!
Em pé, meu Deus do Céu! *Olha, essas M.S., essas é que* *ficam em pé!*	
	em pé

Em pé, essas.

Olha, todas essas ficam em pé.

Ficou em pé?

Não? caiu? ih, caiu?

Mas caiu!

Em pé, cê gostou de falar.
Em pé, é? gostou, é?

Em pé!

                em pé, ó

                em pé

                não

                em pé!

                em pé!

                em pé!

(M.S. 2;09;05)

Na seqüência de negociações desenvolvidas entre os parceiros interacionais, embora alternativamente se trabalhe sobre uma das faces do objeto, um novo conhecimento lingüístico, comunicativo e cognitivo está sendo constituído. É impossível separar a face articulatória da forma fonológica que o objeto lingüístico assume quando está sendo trabalhado dentro da díade.

Exemplo 30:

Viu? Tem um monte de coisa igual?
É porque tem dois de, de, sabão...
dois de sucrilhos, ó, dois iguais.

                é eis, ó, ó

Dois de leite, isso!

                eis

Dois bolos...	óich
	óich
Por o nenê aqui, ó.	
	óich, ó
	óis (mostrando três dedos)
Dois	
	ois
Dois	
	ois
Ó assim ó, co o de... com	
A lingüinha aqui ó, dois	
	ois
Dois, a língua lá em cima, no dente, ó!	ois
Dois	ois
	ois
Hum! mais ou menos, né?	
Dois...	
	ois
...dois!	
Caiu tudo, né?	
E dois.	
	ois
Dois.	
E quatro!	

(M.S. 2;10;02)

Algumas vezes, como mostra o exemplo seguinte, mesmo quando não há troca eficaz de informação entre os interlocutores convém simetrizar a interação, a fim de evitar um desgaste das estratégias dialógicas que o fonoaudiólogo vem utilizando.

Exemplo 31:

(com jogo de pinos)

	mamãe umpá e?i
Hum?	
	mamãe umpá
A mamãe sabe fazê?	
	não, ?ô eu, ?ôeu
O quê? Não tô entendendo, fala de novo!	
	eu, u,u,u, meu mãe umpá meu mãe umpá (= comprá)
Mamãe vai limpá?	
	é, erri (= esse) (apontando o brinquedo)
Mamãe vai limpá a pecinha?	
	não
Lavá?	
	errí
Limpá?	
	não, errí
Pôr aí?	
	é
Quem vai pôr aí?	
	mamãe
Não é você que vai fazê o desenho?	
	não, mamãe
Mas a mamãe num tá aqui!	
	tá!
Ah!	
	tá!

(M.S. 2;10;29)

O jogo fonoaudiológico, compreendido aqui como a forma que toma a terapia, já tem suas regras acordadas entre os dois parceiros, de maneira que a solicitação de emissão oral por parte do fonoaudiólogo é prontamente atendida por intermédio do jogo de nomeação. Este jogo se diferencia daquele utilizado pela mãe com seu bebê, por privilegiar a face articulatória do objeto lingüístico. Neste momento do processo de co-construção da linguagem de M.S., o fonoaudiólogo não precisa mais auxiliar a criança a falar, pois esta já nomeia com certa fluência.

Exemplo 32:

(colocando figurinhas no livro jogo da casa)

a pô a?í

O copo! Olha o copo!
Como é que chama isso?

copo (com volume aumentado)

Isso!

(M.S. 2;11;27)

Por outro lado, quando a forma fonológica apresenta-se alterada, o fonoaudiólogo assimetriza a interação, negando sua aceitação. À criança, por sua vez, é dada a possibilidade de reformulação, e, ainda seguindo as regras acordadas, ela acede à solicitação e tenta nova forma fonológica.

Exemplo 33:

A panela!

réia (alto)

Pa - ne - la

Ó, não é éia, é pa
nela
Pa...

...ne-la.

Isso!

(M.S. 2;11;27)

réia (alto)

réia- réia

pa

rééia

O uso da especularidade tem como objetivo colocar fora da criança o seu enunciado, para que ela possa vê-lo e reformulá-lo. Sua utilidade como estratégia fonoaudiológica pode ser observada abaixo.

Exemplo 34:

E agora, num vamo mais jogá?

Não? Por quê?

Ahn?

Ahn?

O quê?

O que é eca?

Num qué mais?

(M.S. 2;11;27)

(gesto negativo com a cabeça)

ê não

ca

é ka

é ka

um quéo mais

Com o decorrer da terapia, as estratégias utilizadas

são as mesmas, alterando-se apenas os ajustes que vão sendo feitos à medida que a criança supera dificuldades na constituição do objeto em negociação.

O desenvolvimento, dessa forma, não ocorre por áreas — cognitiva, lingüística, comunicativa —, nem por sistemas — semântico, sintático, fonológico, pragmático — e sim globalmente, já que constituir linguagem é constituir conhecimento. O Exemplo 35 mostra como a criança constrói a diferença entre "chapéu" e "capacete", da mesma forma que mostra sua dificuldade em lidar com a face articulatória do objeto lingüístico. O Exemplo 36 permite melhor compreensão do anterior, porque neste a criança tenta aproximar a forma fonológica do objeto em questão — o capacete — da forma enunciada por seu interlocutor.

Exemplo 35:

Ahn?

Que que tem o chapéu.
É o capacete!
O capacete esse!

Eles estão sem capacete!

(M.S. 3;02)

no qué u/caca, caca, sapéu

u,u pa papai u a uia

é

Exemplo 36:

Tirar o capacete também, né?

u, u, pa papéu

Vamos tirar o sapato...

é

u capete

O capacete...

(M.S. 3;02)

O exemplo a seguir apresenta dois fatos interessantes de serem salientados neste trabalho. O primeiro é a demonstração clara do processo de especularidade. A criança começa a contar, no que é acompanhada do fonoaudiólogo. Ao ser especular ao seu parceiro, adiciona a marca /s/ à palavra três, marca essa que não existia no seu primeiro enunciado. A seguir, passa a contar o número de letras que existem no quadro indicativo do nome do posto de gasolina, mostrando claramente seu interesse pelo objeto escrito numa fase muito anterior à da alfabetização. É o processo de letramento que está ocorrendo.

Exemplo 37:

ó, um oncá
um, co, quê
um, co, quê

Um, dois, três, quatro
Um, dois, três
Um, dois, três, quatro   *aí*
Que que tem aí?

um, cô, quês
um, cô, quês

Ah! O número das letrinhas, né?

é

Um, dois, três, quatro, cinco
Sabe o que está escrito aqui?

Posto

Aqui tá escrito: Brasil

Também, Brasil.

é

a?í?

a?í?

(M.S. 3;02)

A tarefa do fonoaudiólogo não é tão simples como pode parecer ao se analisar os dados exemplificados, onde tento demonstrar a eficácia da nova proposta.

Muitas vezes, encontro-me em situações difíceis ao não identificar, dentro da situação contextualizada da interação, o que meu parceiro quer me comunicar. No caso especificado no Exemplo 38, somente após ocupar o papel de observador-investigador é que cheguei à glosa de seu enunciado e percebi a perda da oportunidade de estruturar sua linguagem. No entanto, pode-se verificar facilmente que foram empregadas várias estratégias na tentativa de compreender a fala de M.S. A volta reiterada ao que era nomeado de forma ininteligível (seis vezes) não foi suficiente para que o objetivo fosse atingido.

Exemplo 38:

Hum! gostosa a comida que você fez!
Que você fez aqui?
de comida?

macarrão

Macarrão!

(gesto afirmativo de cabeça)

Gostoso!
E isso aqui, o que que é?

pim/massi (= espinafre)
penhassi papai
(= espinafre do Popeye)

O quê?

penhassi papai

Num sei o que que é,
e aqui?

sezão (= feijão)

Feijão?

(gesto afirmativo de cabeça)

Macarrão...

sizão

Feijão e...

penhassi
macarrão...

Não, macarrão tá aqui.
E aqui tá feijão, e aqui?

pinhassi

Vinhassi? Que que é isso?

pinhassi papai

Não sei o que é isso.

pinhassi papai

Hum! gostoso!

(M.S. 3;03;10)

Nesta etapa do desenvolvimento das capacidades comunicativas de M.S., pode-se observar o uso da reformulação em nível semântico, como maneira de substituir uma forma fonológica que pela solicitação de complementaridade do fonoaudiólogo a criança identifica como inadequada.

Exemplo 39:

(vendo fotos)

          o papai uéu

O papai Noel! E ele trouxe presente pra você?

          côsse

Que que ele trouxe pra você?

          bi,bi,ban,binqueco

Trouxe o quê?

          ropa

Ropa e o que mais?

          bi,bi,binqueco

Brinquedo! Ele trouxe brinquedo também?

          (gesto afirmativo de cabeça)

(M.S. 3;05;11)

Agora M.S. já elabora sua linguagem de forma mais sofisticada, fazendo uso da narrativa, prejudicada não só pela forma fonológica dos vocábulos, ainda alterada, como também pela ocorrência — transitória — da chamada "gagueira fisiológica" ou "disfluência de evolução". Caracteriza-se pela repetição reiterada de vocábulos até que a frase seja completada. A postura do fonoaudiólogo é de ignorar essas repetições, que embora alterem o ritmo frasal, não interferem na dialogia.

Assim procedendo, o fonoaudiólogo pressupõe que esta é apenas uma fase passageira, gerada provavelmente pelo próprio desenvolvimento da linguagem. À medida que a criança vai assumindo a autoria de seu discurso, suas dificuldades em fazê-lo manifestam-se pela repetição sistemática de enunciados, como se aguardasse a interferência daquele que geralmente tem o papel estruturador de sua linguagem.

Exemplo 40:

Cê vai comê babalu hoje ou vai comê pastel?

É.

    ozi?

    a, a minha mãe,
    não, não, não, não
    não me queu (= deu),
    não, não me queu dinheeelu
    (=dinheiro)

A sua mãe não te deu dinheiro?

    (gesto negativo de cabeça)
    tu,tu

E agora? E agora? Ahn?
Como é que você vai fazê
sem dinheiro?

    a mi, a minha mãe
    não me, não me queu
    ó

Ahn?
A caneta! já vi!
Se a sua mãe não te deu dinheiro.
Que cê vai fazê?
Vai ficá sem comê o pastel?

    é!
    não

Não? Então como é que você
vai comprá pastel se você não
tem dinheiro?

Seu Flávio compra?

                    a, seu, seu, seu,
                    seu Fááááávio compa

                    é

(M.S. 3;05;11)

No exemplo seguinte, a figura da tartaruga desencadeia a narrativa, pois a linguagem que M.S. desenvolveu lhe permite chegar a esse nível de abstração. A estratégia do fonoaudiólogo, tendo em vista a ininteligibilidade da fala da criança, é de recortar o enunciado a partir do que é interpretável. Assim, seu primeiro recorte recai sobre o endosso ao vocábulo que se refere à figura mostrada. O resto da mensagem comunicada por M.S. é abandonado por falta de compreensão. A criança então recorta parte de seu enunciado anterior, facilitando a comunicação com seu parceiro, ou seja, usa a mesma estratégia que seu interlocutor usou anteriormente. Desta forma, ambos os parceiros passam a compartilhar a interação e o fonoaudiólogo centra seu trabalho sobre a forma fonológica do vocábulo " escola".

Exemplo 41:

E esse aqui?

                    um sei
                    é, eu rô, rô uma kakaluga lá na icóla

O que que tem?

                    lá,lá,kem,kem,kem
                    (= tem) *uma, uma, ka/ kakaluga*

Tartaruga, isso!

                    lá na minha icóla
                    kem

Na sua escola tem?

Ó, issss-cola

Ó issss-cóla

Ó issss-cola

Isss-cola

Isss-cola

Na escola tem tartaruga na sua escola?

kem

a minha icóla kem

icóla kem

icóla

is

a,a ocóla kem

kem

(M.S. 3;05;25)

Finalmente, para evitar que o recorte sobre a forma fonológica interfira na perda do contexto total da comunicação, o fonoaudiólogo retoma o enunciado total que foi partilhado e construído pelos dois interlocutores. Além de propiciar a forma fonológica adequada, retomando a perspectiva de que não existe forma independente de conteúdo cognitivo, o fonoaudiólogo trabalha sobre esta e explicita seu conteúdo semântico, garantindo, dessa maneira, a síntese entre as faces do objeto lingüístico.

Exemplo 42:

O que que cê tá falando?

gada-sol, celo...

celo

Celo? O que que é celo?

(bate com a mão na cama)
bati

Celo?

é
(bate novamente)

Mar-telo
De batê prego?

é

É, de pindurar prego pra pôr o quadro?

é

Mar-telo

markelo

Isso, agora entendi, martelo.

(M.S. 3;05;25)

O processo de especularidade, salientado como primordial na constituição da linguagem, pode ser claramente observado no exemplo abaixo, onde a criança retoma parte dos enunciados de seu interlocutor, constrói sua sintaxe horizontal a partir da sintaxe vertical, assumindo o papel de posse anteriormente do fonoaudiólogo.

Exemplo 43:

Hoje cê vai pra casa, pra almoça pra arrumá a mala?

é

Pra arrumá a mala pra ir viajar?

é

Ah! Quero ir também!

não! a

Ah! Deixa eu ir também.

	enkão vai, vai na
	suia casa e a, ara,
	e arra, ma, a, a, a,
	a, mala
Eu tenho que ir pra casa	
arrumar a mala?	
	é
É?	
	é

(M.S. 3;05;25)

Muitas vezes, a reformulação segue o caminho inverso — do oral para o gestual. É o que ocorre no exemplo a seguir, onde a criança responde a solicitação de reformulação por intermédio de gestos sobre o papel, pois esta parece ser a única forma que lhe é acessível para comunicar ao seu parceiro aquilo que ele parece não compreender.

Exemplo 44:

Mas o que eu vou desenhá?	
	surra!
Ahn?	
	ó (bate com a ponta da caneta no papel)
O que que é isso?	
	surrinha!
Ahn?	
	surrinha!
Sucinha?	
	é
O que é sucinha?	
	cai (balança as mãos)
Chuvinha.	

	churrinha
chu - vinha	
	chuchinha
chu - vinha	
Vem primeiro o biquinho, depois morde o lábio de baixo.	
ó chu, chu	
	urrinha
vinha	
De vovó, lembra, vovó.	
	vovó (mostrando ponto articulatório)
Isso! Vovó.	

(M.S. 3;06;10)

Observa-se, no exemplo anterior, novamente a ocorrência do jogo fonoarticulatório, em que o fonoaudiólogo privilegia a forma fonológica adequada do vocábulo que está sendo negociado, como condição para que a mensagem seja compartilhada.

Muitas vezes, o objetivo do fonoaudiólogo é somente estruturar a linguagem da criança, deixando de lado a questão da inteligibilidade. Isto ocorre com maior freqüência após a criança ter iniciado a fase da narrativa, pois o conteúdo lingüístico de suas emissões aumenta consideravelmente.

Essa estruturação consiste em retomar o que a criança disse — ou o que se pode compreender daquilo que a criança quis dizer —, complementar em parte e solicitar parte dessa complementação. A forma como isso se dá já foi observada nos estudos sobre narrativa, em díades mãe-criança.

Por outro lado, vale lembrar que estes estudos referem

diminuição da inteligibilidade em narrativas do tipo "caso", tendo em vista as perspectivas — de narrador e personagem — que a criança tem de assumir.

Exemplo 45:

    eu, eu num, eu dessei a minha tasa, eu fi, ganhê de norro e fu fui fui a a minha casa di di carro

Ah! você foi pra sua casa de carro, e depois foi para o aeroporto...
e aí pegou o avião

    é
    eu eu veio aquí, aquí, di, di, cax

De táxi?

    é

É?

    é

Cê foi pra casa de táxi?

    é

Quando cê chegou do aeroporto?

    é

Era um táxi grande?

    não, pi piquinininho

Pequenininho o táxi?

    é

E coube todo o mundo?

    não

E aí?

    gandi

Ah! então era grande...

    daí...

Ahn...	
	se, se, seguei a minha casa
Ahn...	
	na na minha casa kinha (= tinha) a a rorró (= vovó), daí nê a rorró ficou minha casa e dessô nenê
Ahn...	
	daí ne nenê S.I. sa,sa, sa na, minha ró (= vó), ne nenê segou. Daí ne nenê S.I. pa mim rorró, mamãe besu (= beijo) pa mim.
	a,a hotel
	daí eu, eu, samo, eu, eu, no,no,no,no,no hotel
No hotel?	
	é
	daí eu fu, se, seguei daí, acabei!

(M.S. 3;06;10)

A diferença que existe entre a estratégia da mãe de M.S. e a do fonoaudiólogo é que esta retoma o enunciado da criança, recorta-o para estruturá-lo, complementa-o e solicita complementaridade, ou seja, está consciente da teoria de linguagem que subjaz sua prática.

Ao final do período estudado, pode-se observar que, embora a linguagem da criança tenha se desenvolvido bastante desde o início da terapia, a inteligibilidade ainda se encontra bastante alterada, a ponto de interferir na perspectiva estruturante de seu parceiro adulto. A dificuldade de M.S. em articular determinados fonemas, principalmente os anteriores, sistematicamente substituídos pelos posteriores, prejudica a compreensão e o livre fluxo do diálogo, e mostra que, mesmo quando a terapia é feita por um profissional competente, a presença do déficit marca fortemente a representação do Outro.

Exemplo 46:

	sabia, u a minha mãe com compô u bolo!
Mamãe comprou o bolo?	
	é
Então hoje é aniversário do G?	
	aaamanhã
Amanhã é aniversário do G.?	
	é
E como é que é o bolo?	
	é,é cumiquei
É o quê?	
	cumiquei
Bolo do quê?	
	cumiquei
Num sei o que é isso! Você vomitou o bolo?	
	Não, cu Mickey!
Ah! do Mickey!	

(M.S. 3;07;15)

O trabalho sobre a face fonológica do objeto lingüístico permite que, gradativamente, M.S. vá superando suas dificuldades articulatórias, sem que para isso se lance mão dos exercícios fonoarticulatórios tradicionais. O processo de especularidade possibilita a criança ver, fora de si, a imagem articulatória do vocábulo que produziu. A inabilidade articulatória, gerada pela alteração genética de lábio e palato, apenas lentifica a síntese entre as faces articulatória e acústica do objeto lingüístico. A estratégia do fonoaudiólogo de reformular a forma fonológica dos vocábulos produzidos pela criança, recortando-os do contínuo do discurso e salientando o ponto articulatório dos fonemas alterados, facilita seu espelhamento pela criança, que acaba trabalhando a movimentação de seus órgãos fonoarticulatórios numa das funções que os mesmos possuem — a comunicação.

e. As estratégias discursivas

Resumindo o processo terapêutico, destacarei algumas estratégias discursivas por mim utilizadas com sucesso na construção da linguagem de M.S.

1. negociar a maior eficiência da linguagem oral sobre a gestual, do ponto de vista comunicativo, através da descrição das ações da criança;
2. recortar a fala dirigida à criança através da intensificação dos traços prosódicos em nível supra-segmental;
3. traduzir lingüisticamente o sistema comunicativo gestual da criança, por meio de processos dialógicos;
4. recortar a linguagem como objeto privilegiado ao no-

mear os objetos recortados do contínuo experiencial, falar sobre eles e situá-los no mundo da criança;
5. solicitar à criança a se utilizar da fala através da forma "fala x";
6. levar a criança a ser verbal por meio de afirmações que gerem conflito, do tipo "ih! num fala!";
7. negociar a substituição das onomatopéias através dos jogos de nomeação;
8. favorecer a síntese entre o objeto acústico e o objeto articulatório por intermédio da reformulação prosódica do enunciado anterior da criança;
9. solicitar complementaridade, quando a emissão da criança não for compreendida, e simetrizar através tanto da especularidade como da complementaridade;
10. introduzir o jogo fonético/fonológico através do recorte do vocábulo que está sendo negociado e do recorte do ponto articulatório de cada um de seus segmentos lingüísticos;
11. deixar claro, através da assimetrização da interação, que além de nomear os objetos é preciso *falar* sobre os mesmos. É da alternância entre simetrizações e assimetrizações que novos conhecimentos lingüísticos são constituídos;
12. eliciar a protonarrativa por meio da introdução de seu operador típico: "e aí?".

Na seqüência de negociações desenvolvidas entre os parceiros interacionais, embora alternadamente se trabalhe sobre uma das faces do objeto, um novo conhecimento lingüístico, comunicativo e cognitivo está sendo constituído. É impossível separar uma face, por exemplo a articulatória, da forma fonológica que o objeto lingüístico assume quando está sendo trabalhado dentro da díade.

Enfim, é da participação efetiva no processo de construção da linguagem da criança que o fonoaudiólogo constitui sua própria atividade clínica. Os processos dialógicos, os jogos interacionais, os ajustes às mudanças graduais, a negociação, o estar atento às respostas da criança, aproveitando-as sempre que possível para generalizar conceitos e conhecimentos construídos pela linguagem entre outras, são atitudes que fazem parte do perfil de uma forma alternativa de se ver o trabalho fonoaudiológico.

Vale ainda remeter estas características a outras, próprias da terapia tradicional. Nesta abordagem não há planejamento prévio, o trabalho terapêutico se desenvolve a partir do que vai sendo falado, recortado, discutido. Por outro lado, a dialogia necessária para o desenvolvimento da terapia prescinde dos chamados materiais didáticos. Ao contrário, estes são considerados inadequados na medida em que colocam os parceiros em lugares fixos, impedindo a constituição de conhecimento e interferindo no desenvolvimento da linguagem que a mobilidade de papéis propicia.

Capítulo V

Conclusões

O objetivo principal da fonoaudiologia, preocupada com a dimensão "patológica" da linguagem, é a avaliação e terapia dos chamados distúrbios dessa mesma linguagem.

Tradicionalmente, a fonoaudiologia concebe a linguagem como objeto constituído, alheio e externo ao indivíduo, também constituído, que dela toma posse à medida que amadurece biologicamente. Assim, se esta linguagem não se desenvolve da maneira esperada, ou seja, aquela estabelecida pelos estudos sobre o desenvolvimento normal, há que se buscar as causas dos distúrbios evidenciados. Estas podem ser procuradas na história pregressa do indivíduo (desenvolvimento fetal, nascimento, desenvolvimento neuropsicomotor, doenças), na síndrome da qual é portador (deficiência mental, paralisia cerebral, surdez, autismo, lesões cerebrais, má-formações) ou nos desvios comportamentais.

A idéia, então, é de que **alterações** numa área — linguagem — sejam manifestações de alterações ocorridas em outra — orgânica, fisiológica, emocional.

Uma vez identificada a causa — o que é feito habitualmente por outros profissionais —, cabe ao fonoaudiólogo avaliar a linguagem, o que lhe permitirá chegar ao diagnóstico lingüístico, que pode ser feito de diversas formas: através de testes, exames ou avaliações. Esses têm em comum a visão de que a alteração de linguagem de que o sujeito é portador é evidência de uma alteração correlata em nível de percepção auditiva, e/ou de audição e/ou de mobilidade de órgãos fonoarticulatórios, e/ou de integração cortical.

Seu objetivo é detalhar os fatos da dimensão patológica da linguagem do "paciente", localizando-os em um ou mais dos sistemas, nos quais a lingüística estrutural divide a linguagem: sintático (estruturação de frases), morfossintático (flexões nominais e verbais, uso das várias categorias), semântico (léxico) ou fonológico (distorções, omissões e substituições fonêmicas).

O diagnóstico fonoaudiológico é, geralmente, a incorporação do diagnóstico lingüístico àquele realizado em outra área. Por exemplo: quadro de distúrbio articulatório caracterizado por (segue-se a descrição dos fatos), em indivíduo portador de (segue-se o nome da síndrome). Quanto mais minuciosa a descrição, maior quantidade de informação, no sentido de prover o fonoaudiólogo com os dados necessários para a elaboração do planejamento terapêutico.

A terapia sobrepõe ao ponto de partida o de chegada: o que falta na linguagem deve ser colocado, e o que se perdeu, recuperado. Seus objetivos: a colocação do fonema ausente, o aumento do léxico, a movimentação de lábios, língua ou palato, o uso de verbos de ação, a organização frasal, enfim, a adequação da língua aos padrões da norma culta.

Portanto, à semelhança do modelo médico, o fonoaudiólogo, chamado por alguns de "clínico", faz a *anamnèse* ou entrevista inicial para coletar dados sobre o "paciente". Após o exame, chega ao "diagnóstico" que, ao contrário do que faz a medicina, nada mais é do que a reapresentação da queixa inicial do "paciente", transcrita no léxico específico da fonoaudiologia. Então, se na medicina é a análise do conjunto de sinais e sintomas que permite a síntese diagnóstica, na fonoaudiologia não há nem sinais nem sintomas, e sim distúrbios de linguagem tomados como evidência de distúrbios de linguagem, o que coloca sua compreensão para fora do alcance não só da fonoaudiologia, mas de toda e qualquer disciplina.

Se, por outro lado, a fonoaudiologia adotar a concepção social de constituição da linguagem e do sujeito, tal como o preconiza o socioconstrutivismo, uma nova dimensão da avaliação e da terapia poderá ser constituída.

Na abordagem que proponho, a interação social é vista como matriz de significação da linguagem que, a princípio, é indeterminada enquanto sua natureza intervalar despossui o fonoaudiólogo do papel de provedor, instaurando o de co-autor do discurso do "paciente".

A relação entre o sujeito e a linguagem, ou seja a autoria do discurso, é atestada por intermédio de marcas. Entre estas, as que interessam à fonoaudiologia são os desvios de linguagem. A abordagem dialógica entende os desvios de linguagem como indícios de subjetividade, como marcas da história interacional do sujeito, cuja significação precisa ser buscada. Não há, portanto, uma relação direta, transparente, entre "distúrbio" da/na linguagem e sujeito. Com essa afirmação, a avaliação, no sentido de aplicação de provas para a realização do diagnóstico, não existe porque: em primeiro lugar, os "distúrbios" (sinais e sintomas) não são evidências, mas apenas pistas a serem decifradas[22]; em segundo lugar, a incompletude da linguagem só encontra sua unidade e sua significação no processo de interlocução. Substituir, então, o tradicional exame de linguagem por uma avaliação feita a partir da observação dialógica resolve a questão da incompletude, mas repõe a questão do papel do dado/desvio/distúrbio no processo terapêutico.

Para o processo terapêutico, dentro da abordagem dialógica, a forma que toma o desvio de linguagem tem pouca ou nenhuma importância, privilegiando-se, ao contrário, a condição interacional do sujeito. Ou seja, o objetivo final da terapia, entendida enquanto trans-ação ou ação conjugada entre fonoaudiólogo e "paciente", é a construção conjunta de uma condição interacional eficaz, sem que necessariamente isto signifique uma linguagem sem desvios. O distúrbio de linguagem do "paciente" passa a ser partilhado, constituindo-se em zona privilegiada, onde estão os sinais/indícios, que, ao serem decifrados, vão sendo eliminados, de forma que, em última instância, a terapia nada mais seja que a atualização da história interacional do paciente dentro da história interacional da díade.

Convém lembrar também que a abordagem dialógica

em fonoaudiologia tem como corolário a singularidade do "paciente", que é sempre único, apesar de aparentemente apresentar, em seus desvios de linguagem, manifestações idênticas à de outros. A identidade dos sintomas apenas ratifica a diversidade dos sujeitos.

Resumindo, o processo dialógico-terapêutico consiste no recorte dessas marcas/pistas/desvios através dos processos de especularidade, complementaridade e reciprocidade, sua decifração ou interpretação no espaço discursivo concomitante à construção de uma história interacional.

Os diagnósticos realizados por outras áreas passam a fazer parte das informações gerais complementares à queixa, e o objetivo da entrevista inicial é o levantamento de dados sobre a história interacional do sujeito que, aliado à observação de situações de diálogo entre ele e seus parceiros habituais, poderá indicar a presença de condições interacionais não eficazes para o desenvolvimento da linguagem.

Neste momento, caberia perguntar se, contrariamente ao que afirmei no capítulo anterior, o objetivo desse levantamento seria a orientação aos pais ou familiares quanto à modificação de seu comportamento interacional com o "paciente". Responderia que não, considerando a minha afirmação de que só o próprio sujeito é capaz de mudar a representação que os outros fazem de si, ao apresentar-se como falante. Portanto, o levantamento inicial da condição interacional do "paciente" tem como objetivo a construção do pano de fundo do que virá a ser a história interacional de ambos.

Vimos que as interações desenvolvidas entre as estagiárias e as crianças da Febem e mãe e criança fissurada foram chamadas por mim de interações ineficazes devido ao seu papel no desenvolvimento da linguagem desses sujeitos.

A análise dos dados mostrou que, embora diferentes em sua maneira de interagir, dois pontos coincidentes foram os responsáveis pela configuração parcial do ponto de vista estruturante de sua linguagem:

De um lado, a ausência de um paradigma teórico impediu o distanciamento necessário para a análise das possibilidades comunicativas da criança, mas esta poderia ser substituída pelo saber fazer intuitivo, o que não ocorreu devido à presença do segundo ponto, que é a representação que esses adultos construíram das crianças, constituída a partir de informações gerais tomadas como evidências.

A abordagem dialógica, construída no decorrer do processo terapêutico de M.S., mostrou a importância da representação, quando baseada na interpretação dos dados. Mostrou também que, para que o fonoaudiólogo possa assumir o papel estruturador da linguagem de seu parceiro, é preciso que além do papel de interlocutor ele ocupe o de observador. Isto não significa uma sobreposição de papéis, o que seria inviável, mas sim a alternância entre a primeira e segunda pessoas (eu-você) de um lado e a terceira (ele) de outro.

Retomo aqui algumas noções desenvolvidas por Zoppi-Fontana (1988:2), que foram extraídas das teorias literária e da enunciação, entre as quais a de perspectiva — "o resultado de uma ação de olhar os acontecimentos que se narram e apresentá-los do lugar e segundo o lugar de onde se os olha" —, que é como discutiremos a noção de pessoa. Assumir a perspectiva do observador implica em ocupar o papel de terceira pessoa, ou seja, daquele que está fora da situação interacional e que de seu lugar privilegiado adota simultaneamente os lugares das três pessoas discursivas. Mas, se o fonoaudiólogo está dentro da situação interacional, ocupando alternadamente a perspectiva de primeira e segunda pessoas, como lhe é possível ocupar o papel de terceira pessoa, o papel de observador? De um lado, distanciando-se de seu interlocutor no momento da enunciação, para observá-lo e assim poder tomar as decisões terapêuticas, ou seja, adotar estratégias que forneçam um ponto de vista estruturante à linguagem da criança. Esta é a perspectiva do observador-interlocutor, uma terceira pessoa parcial, pois interna ao discurso. De outro, afastando-se da situação interacional e assumindo plenamente a posição de observador externo à situação.

A técnica de coleta dos dados interacionais do processo terapêutico de M.S., com a máquina de filmar colocada sobre o tripé, são os olhos e os ouvidos do observador, que neste momento ocupa a perspectiva de interlocutor. A extraposição à situação interacional, quando da observação dos dados coletados (a fita de vídeo), permite ao investigador o que Bakhtin chama de excedente de visão, ou seja, ver de sua posição o que na posição de fonoaudiólogo/interlocutor está impossibilitado de ver. É isto que lhe permite identificar e interpretar indícios que de outra forma passariam despercebidos, e voltar à situação interacional como um novo eu que supõe um novo você e instaurar reflexivamente um novo ele investigador, e assim sucessivamente.

Essa mobilidade de perspectivas discursivas é a base do processo terapêutico-dialógico que permite a construção das interações diádicas que ocorrem a cada sessão de terapia e a construção de uma história interacional fonoaudiólogo/criança com retardo de linguagem. O trabalho duplo do investigador de olhar o "fazer" da criança e o "fazer" do fonoaudiólogo para chegar ao "saber" científico — a elaboração deste trabalho — só pôde ser realizado a partir desse distanciamento propiciado pelo lugar de terceira pessoa — e ao mesmo tempo o envolvimento "natural" do investigador —, ausente no caso dos outros adultos (Tfouni, 1990).

As conseqüências da abordagem dialógica em fonoaudiologia vão além da eficácia aqui mostrada através de dados coletados durante o período de um ano. Ao construir uma nova dimensão da terapia, do fonoaudiólogo e do "paciente", esta abordagem propicia à fonoaudiologia a constituição de seu próprio objeto de estudo e abre caminho para a busca de outras alternativas teóricas que contribuirão para o seu desenvolvimento enquanto campo de pesquisa científica e para a construção de um corpo próprio de conhecimentos que possa ser partilhado e aproveitado por outras áreas afins. Para enveredar por este caminho, o importante é que o fonoaudiólogo tenha claro o que é a linguagem e como e para que, nós, falantes, a utilizamos.

Uma vez feita a opção teórica, que define sobre qual concepção de linguagem vai se operar, instaura-se o ponto de partida virtual de construção da prática fonoaudiológica, cuja realização só será possível na medida em que a coerência teórica garantir a fidelidade ao paradigma escolhido.

No caso específico deste trabalho, acredito que só foi possível a construção da abordagem dialógica em fonoaudiologia devido ao meu "saber", constituído com conhecimentos teóricos advindos principalmente da Análise do Discurso e da Psicolingüística, de base sócio-construtivista, aliado ao meu "fazer" de vinte anos de trabalho prático na área da patologia da linguagem. Finalmente, ao mostrar como e por que a dialogia, nas interações ineficazes, pode ser não constitutiva da linguagem, pude retribuir à Análise do Discurso e à Psicolingüística, indicando o discurso patológico como um dos lugares para se compreender melhor o papel da linguagem na constituição do sujeito.

NOTAS

1. Par que, nos estudos sobre desenvolvimento, é referido como formado por adulto e criança.
2. Entram neste rótulo as designações que a fonoaudiologia tradicional, por influência da medicina, dá aos distúrbios de voz, fala, linguagem oral e escrita e audição, a saber: dislalia, dispraxia, disartria, disfasia, afasia, gagueira, distonia, dislexia, rinolalia, deficiência auditiva etc.
3. De Lemos (1986) atribui aos turnos de cada participante o estatuto de processos constitutivos do diálogo enquanto matriz de significação. São eles: o processo de especularidade através do qual a mãe oferece sua atividade como espelho para a própria criança e para si própria como intérprete e interlocutora; o processo de complementaridade interturnos, em que a resposta da criança preenche um lugar "semântico", "sintático" e "pragmático" instaurado pelo enunciado imediatamente precedente do adulto; o processo de complementaridade intraturnos, em que o enunciado da criança resulta da incorporação de parte do enunciado do adulto imediatamente precedente e de sua combinação com um vocábulo complementar; e o processo de reciprocidade que responde pela própria instanciação do diálogo, papel que a criança assume, colocando a mãe na posição que antes lhe era exclusiva: a de produzir algo interpretável como resposta segundo uma perspectiva instaurada pelo outro.
4. Patológica; referente à doença.

5. Estudos dos sinais e sintomas característicos de uma doença.
6. Próprio do sujeito.
7. Qualidade decorrente de uso restrito, literal das palavras.
8. Perguntas do tipo: quem, quando, o quê, onde, como.
9. Aquelas cujas respostas são: não ou sim.
10. Processo de transformação do contínuo sonoro em unidades discretas ou categorias.
11. A palavra "afasia" não é entendida aqui como sinônimo de retardo de linguagem, mas sim como o quadro patológico caracterizado pela perda de linguagem em indivíduos adultos, ocasionada por lesão cerebral conseqüente a acidente vascular cerebral isquêmico ou hemorrágico.
12. cf. De Lemos, *apud* Rubino 1989.
13. Wallon (1986:87) define mimetismo como "uma impregnação simples pelo ambiente, que se assemelha à imitação, mas uma imitação sem imagem, se não sem modelo, difusa, ignorante de si própria".
14. Fissura que se estende de um dos lados do lábio superior até o palato mole.
15. Plural de *corpus:* amostra de dados em linguagem.
16. A questão dos vários papéis que devem ser ocupados pelo fonoaudiólogo será discutida no decorrer do capítulo seguinte.
17. Forma arcaica das narrativas.
18. Trata-se da mesma criança cuja interação mãe-filha foi analisada no capítulo anterior.
19. Curva melódica, ritmo dos sons da fala.
20. Forma adotada pelo alfabeto fonético internacional para grafar a produção de consoante plosiva glotal, que, em sujeitos portadores de quadro de fissura palatal, geralmente é emitida no lugar das oclusivas posteriores /k/ e /g/.
21. Capacidade da linguagem de olhar-se a si mesma enquanto processo dinâmico interativo que ocorre no tempo e no espaço (De Lemos, em preparação).
22. Uma discussão interessante a respeito das pistas, do ponto de vista histórico, pode ser encontrada no artigo de C. Ginzburg (1989).

BIBLIOGRAFIA

AJURIAGUERRA, J. et. al. "The Development and Prognosis of Dysphasia in Children". In: D. Morehead; e A. Morehead. *Normal and Deficient Child Language*. Baltimore, University Park Press, 1976.

BAJTIN, M. M. *Estetica de la Creacion Verbal*. México, Siglo Veintiuno Editores, 1985.

CAPPELLETTI, I. F. *A Fonoaudialogia no Brasil*. São Paulo, Cortez, 1985.

CHURCHILL, D. "The Relation of Infantile Autism and Early Childhood Schizophrenia to Developmental Language Disorders of Childhood". In: M. Lahey Readings in *Childhood Language Disorders*. Nova York, John Wiley and Sons, 1988.

COMPTON, A. J. "Generative Studies of Children's Phonological Disorders: Clinical Ramifications". In: D. Morehead; e A. Morehead, *Normal and Deficient Child Language*. Baltimore, University Park Press, 1976.

COUDRY, M. I.; e SCARPA, E. M. "De Como a Avaliação de Linguagem Contribui para Sistematizar o Déficit". Cadernos Distúrbios da Comunicação, série: Linguagem, nº 2: 117-136, 1985.

COUDRY, M. I. O *Diário de Narciso*. São Paulo, Martins Fontes, 1988.

CROSS, T. "Motherese: It's Association With the Rate of Syntactic Development". In: N. Waterson; e C. E. Snow (orgs.) *The Development of Communication: Social and Pragmatic Factors in Language Acquisition*. Chichester, Wiley S. Sons, 1975.

DE LEMOS, C. "Sobre Aquisição de Linguagem e seu Dilema (Pecado) Original". Boletim da ABRALIN, nº 3: 97-126, 1982.

_____ "Retrospectiva: Interacionismo e Aquisição de Linguagem. *Revista Delta, vol. 2*, nº 2: 231-248, 1986.

_____ "Uma Abordagem Sócio-Construtiva da Aquisição da Linguagem: Um Percurso e Muitas Questões", mimeo, 1991.

_____ "Sobre o Ensinar e o Aprender no Processo de Aquisição de Linguagem". Cadernos de Est. Lingüísticos, Campinas, (22), 149-152, jan./jun, 1992.

EISENSON, J.; e INGRAM, D. "An Updated Concept Based on Recent Research". In: M. Lahey, *Readings in Childhood Language Disorders.* Nova York, John Wiley & Sons, 1978.

FREIRE, R. M. A. "A Abordagem Dialógica: Uma Proposta Social em Fonoaudiologia". Tese de Doutorado, PUC-SP, 1990.

GINZBURG, C. *Mitos, Emblemas, Sinais.* São Paulo, Companhia das Letras, 1989.

GLEITMAN, L. R.; NEWPORT, E. L.; e GLEITMAN, S. H. "The Current States of the Motherese Hypothesis". J. Child Language, nº 11: 43-79, 1984.

HIRSCH, K. "Differencial Diagnosis Between Aphasic and Schizophrenic Language in Children". In: M. Lahey *Readings in Childhood Language Disorders.* Nova York, John Wiley & Sons, 1978.

HOWIE, C. *Acquiring Language in a Conversational Context.* Londres, Academictress, 1981.

INHELDER, B. "Observations on the Operational and Figurative Aspects of Thought in Dysphasic Children." In: D. Morehead; e A. Morehead, *Normal and Deficient* Child Language. Baltimore, University Park Press, 1976.

INTERNATIONAL PHONETIC ASSOCIATION. *The Principles of the Phonetic Association.* Londres, Department of Phonetics, University College, 1971.

JOHNSTON, J. R.; e SCHERY, T. K. "The Use of Gramatical Morphemes by Children with Communication Disorders". In: D. Morehead; e A. Morehead, *Normal and Deficient Child Language.* Baltimore, University Park Press, 1976.

KANNER, I. "Irrelevant and Metaphorical Language in Early Infantile Autism". In: M. Lahey, Readings in *Childhood Language Disorders*. Nova York, John Wiley & Sons, 1978.

LEE, L. "A Screening Test for Syntax Development". In: M. Lahey, *Readings in Childhood Language Disorders*. Nova York: John Wiley & Sons, 1978.

LEVY, I. P. "O que se fala e o que se diz na – e sobre a – terapia (de linguagem) da criança com síndrome de Down". Cadernos de Estudos Lingüísticos, nº 16: 31-45, 1989.

LIER, M. F. F. A. "O Jogo como Unidade de Análise". Publicação do Curso de Letras do Centro de Ciências Humanas e Letras das Faculdades Integradas de Uberaba, série Estudos, nº 11: 45-55, 1985.

LOVAAS, O. I. et. al. "Acquisition of Imitative Speech by Schizofrenic Children". In: M. Lahey. *Readings in Childhood Language Disorders*. Nova York, John Wiley & Sons, 1978.

MEIRA, M. I. M. *Gagueira: do Fato para o Fenômeno*. São Paulo, Ed. Cortez, 1983.

MENYUK, P.; e LOONEY, P. L. L. "A Problem of Language Disorder: Length versus Structure". In: D. Morehead; e A. Morehead, *Normal and Deficient Child Language*. Baltimore, University Park Press, 1976.

MOREHEAD, D.; e INGRAM, D. "The Development of Base Syntax in Normal and Linguistically Deviant Children". In: M. Lahey, *Readings in Childhood Language Disorders*. Nova York: John Wiley & Sons, 1978.

MYKKLEBUST, H. R. "Childhood Aphasia: an Evolving Concept". In: L. E. Travis, *Handbook of Speech Pathology and Audiology*. Nova York, Appleton Century Crofts, 1971.

PALLADINO, R. R. "Reflexões sobre a Investigação de Linguagem em Criancas Pequenas". *Revista Distúrbios da Comunicação*, vol. 1, nº 1: 1-11, 1986.

PELLICCIOTTI, L.; e WINDHOLZ, M. "Treino Sistemático Hierarquizado de Emissão Fonêmica". Estudo de Casos, mimeo, 1978.

PEREIRA, M.C. "Interação e Construção do Sistema Gestual de Crianças Deficientes Auditivas Filhas de Pais Ouvintes". Tese de doutorado, IEL, Unicamp, 1990.

PERRONI, M.C. "Colagens e Combinações Livres no Discurso Narrativo". Cadernos de Estudos Lingüísticos, nº 5:5-26, 1983.

PRUTTING, C. A. "Process/pràs/, ses/n: The Action of Moving Forward Progressively from one Point to Another on the Way Completion". *Journal of Speech and Hearing Disorders*, vol. 44, nº 1, 1979.

RUBINO, R.B. "Representando o Interlocutor no Período Pré-Lingüístico". Dissertação de Mestrado, PUC-SP, 1989.

SNOW, C.E.; e FERGUSON, C. A. (orgs.) *Talking to Children: Language Input and Acquisition*. Londres: Cambridge University Press, 1977.

SPINELLI, M. *Foniatria*. São Paulo, Moraes, 1983.

TFOUNI, L. "A Arqueologia do 'Fazer' da Gramática Infantil e o 'Saber' da Lingüística". DELTA, vol. 6, nº 2:273-277, 1990.

TRANTHAM, C.R.; e PEDERSEN, J.K. *Normal Language Develapment: The Key to Diagnosis and Therapy for Language – Disordered Children*. Baltimore, The Williams and Wilkins Company, 1976.

WEREBE, M. J.; e BRULFERT, J.N. (orgs.) *Henri Wallon*. São Paulo, Ed. Ática, 1986.

ZOPPI-FONTANA, M. "El Tercero Excluido: de los Exilios de la Lengua". Cadernos de Estudos Lingüísticos, nº 16 : 75-96, 1988.

ZORZI, J. "Desenvolvimento Cognitivo e Distúrbios da Aquisição da Linguagem: Uma Proposta Terapêutica". *Revista Distúrbios da Comunicação*, vol. 2, nº 3/4. EDUC., 1987.

REGINA MARIA FREIRE

Nascida em São Paulo, formou-se nos anos 60 em Fonoaudiologia pela PUC-SP, depois tornou-se mestre em Lingüística Aplicada pela PUC-SP e doutora em Psicologia da Educação também pela PUC-SP. Em 1977 publicou o livro *Técnica de Impostação e Comunicação Oral*. Quando lançou este livro, dedicava-se a entender o trabalho fonoaudiológico em Saúde Pública e realizava pesquisas sobre afasia e desenvolvimento da linguagem de bebês de alto risco.

www.gruposummus.com.br

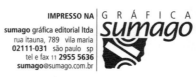

IMPRESSO NA
sumago gráfica editorial ltda
rua itauna, 789 vila maria
02111-031 são paulo sp
tel e fax 11 **2955 5636**
sumago@sumago.com.br